DE L'ACTION

D'UN REIN MALADE

SUR

LE REIN DU COTÉ OPPOSÉ

ÉTUDE EXPÉRIMENTALE ET CLINIQUE

PAR

GEORGES MAUGEAIS

Docteur en Médecine

Ancien Interne des Hôpitaux de Paris

AVEC DIX HUIT GRAPHIQUES HORS TEXTE

PARIS

G. JACQUES, EDITEUR

14, RUE HAUTEFEUILLE, 14

1908

DE L'ACTION
D'UN REIN MALADE
SUR
LE REIN DU COTÉ OPPOSÉ

DE L'ACTION
D'UN REIN MALADE
SUR
LE REIN DU COTÉ OPPOSÉ

ÉTUDE EXPÉRIMENTALE ET CLINIQUE

PAR

GEORGES MAUGEAIS
Docteur en Médecine
Ancien Interne des Hôpitaux de Paris

AVEC DIX HUIT GRAPHIQUES HORS TEXTE

PARIS
G. JACQUES, EDITEUR
14, RUE HAUTEFEUILLE, 14

1908

A MES PARENTS

*Humble hommage
d'une profonde reconnaissance.*

A MES MAITRES DANS LES HOPITAUX DE PARIS

EXTERNAT

1903-1904   Monsieur le Docteur HIRTZ

INTERNAT

1904-1905   Monsieur le Professeur DE LAPERSONNE
1905-1906   Monsieur le Professeur LE DENTU
            Monsieur le Professeur agrégé MAUCLAIRE
1906-1907   Monsieur le Professeur agrégé DELBET
1907-1908   Monsieur le Professeur ALBARRAN

A MES AUTRES MAITRES

MM. ROCHON-DUVIGNEAUD, BAUDET, LABEY, VEAU, SCRINI,
POULARD, MONTHUS, TERRIEN.

A MES MAITRES DE L'ÉCOLE D'ANGERS

MM. LEGLUDIC, MONPROFIT, THIBAULT, JAGOT, BRIN,
MARTIN, BOQUEL, TESSON, PAPIN.

A MON MAITRE DE LABORATOIRE

Monsieur le Docteur PETTIT

A MES AMIS

INTRODUCTION

Notre but, dans ce travail, est d'étudier à l'aide des puissants moyens d'investigation modernes, l'influence des lésions d'un rein sur le rein du côté opposé. Nous nous proposons également, de rechercher par quel mécanisme, le rein malade agit sur son congénère, et de déterminer, dans quelle mesure il est capable de troubler sa sécrétion et d'altérer son parenchyme.

A la base de ce travail, une question importante se pose : les reins, organes pairs, à peu près identiques, qui se partagent à l'état normal la fonction urinaire, sont-ils associés ou séparés -dans leurs atteintes pathologiques ? A ce point de vue, nous savons déjà, par les observations cliniques et les relations d'autopsie, que dans un grand nombre de cas, les maladies des reins sont unilatérales. Quelques statistiques nous donnent, à cet égard, des chiffres précis : Albarran (1), sur 129 cas de tuberculose rénale trouve, seulement 24 fois, des lésions doubles, soit 18,5 pour 100 ; Legueu (2), sur 76 observations de lithiase rénale, rapporte 38 cas de calculs bilatéraux, soit une proportion de 50 pour 100, qui nous paraît plutôt inférieure à ce que l'on voit en clinique ; Guillet (3), réunit 72 observations de cancer du rein, avec 7 fois des lésions bilatérales, donnant une proportion de 10 pour 100, mais ces cas, doivent être considérés, comme consécutifs à un envahissement secondaire, dû à la généralisation de la tumeur, et avec Albarran et Imbert (4), on peut dire, que l'épithélioma primitif du rein, n'est pour ainsi dire jamais

---

1. Les numéros entre parenthèses qui suivent les noms d'auteurs, renvoient à l'index bibliographique placé à la fin.

bilatéral. Nous ne connaissons pas de statistiques semblables pour les autres affections du rein. mais la clinique nous apprend, que les rétentions rénales sont rarement bilatérales, que le rein mobile est environ dans la moitié des cas localisé à un seul côté, que les infections rénales le sont aussi dans un assez grand nombre de faits, et que la néphrite elle-même, considérée pendant longtemps comme toujours bilatérale, se présente parfois, d'après des travaux récents, avec des lésions portant sur un seul rein. Un premier fait découle donc de ces considérations : souvent, et avec une fréquence variable suivant l'affection en cause, un seul rein est malade et l'autre ne participe pas à la lésion.

Notre intention est de compléter, par de nouvelles études, cette notion déjà acquise. Il nous a paru intéressant, de rechercher si un rein malade agit sur le rein du côté opposé, d'analyser la nature et le mécanisme des influences réno-rénales, et à un point de vue plus général, de savoir si les reins fonctionnent comme deux organes couplés, ou comme deux glandes isolées et indépendantes l'une de l'autre.

Outre l'intérêt théorique que présentent ces recherches, il nous a semblé, que l'on pourrait en tirer des déductions pratiques importantes : elles vont nous permettre en effet, d'apprécier avec exactitude, l'état anatomique et la valeur fonctionnelle du rein opposé à la lésion, or l'on peut dire actuellement, que toute la chirurgie rénale est dominée par le besoin de cette connaissance. En présence d'un cas de tuberculose rénale par exemple, il est nécessaire de savoir si les 2 reins participent à la lésion, et au cas où la maladie est unilatérale, il est indispensable d'avoir des renseignements précis sur l'état anatomique et la valeur fonctionnelle de l'autre rein. C'est à ce prix seulement, que l'on pourra porter un diagnostic exact, poser des indications opératoires justes, et faire un pronostic rationnel. Il n'est plus permis, actuellement, d'avoir recours à une opération chirurgicale, grave dans ses conséquences, comme la néphrectomie, sans être tout à fait éclairé, sur la valeur fonctionnelle du rein opposé à la lésion ; c'est le seul moyen d'éviter les morts postopératoires par insuffisance rénale, dans les jours consécutifs à l'intervention. Avant d'enlever un rein, il faut être sûr, que l'autre glande qui doit rester en place, sera capable d'assurer à elle seule la fonction urinaire ; dans ce cas là seul, l'opération est légitime et donnera de bons résultats. Albarran (5) a beaucoup insisté sur cette notion, et il a montré, combien la recherche systématique de la valeur fonctionnelle de chaque rein, avait amélioré la statistique des néphrectomies. Au lieu de la mortalité opératoire considérable, de 29 0/0 que signale Palet (6) en 1893 dans sa thèse, au lieu du chiffre encore élevé de 12,5 0/0 de mortalité qu'obtient Israël, Albarran a pu pratiquer 116 néphrectomies avec 5 morts seulement, soit 4,1 pour 100 de mortalité, depuis qu'il fait systématiquement, avant d'opérer, l'examen comparé des 2 reins.

Notre étude comprendra 2 parties, l'une expérimentale et l'autre clinique et elle portera sur les principales affections des reins : rétentions rénales, infections rénales, tuberculose, lithiase, cancer, et néphrite.

Pour compléter nos recherches, nous étudierons ensuite, l'influence de la néphrectomie unilatérale sur l'état anatomique et la fonction du rein opposé, et enfin dans un dernier chapitre, nous essayerons d'élucider la nature et le mécanisme des influences réno-rénales.

HISTORIQUE

C'est à propos d'une intervention chirurgicale, de la néphrolithotomie, que l'on voit un chirurgien se préoccuper pour la
première fois, de l'état du rein opposé. Rousset, (7) urologue
qui exerçait à Paris à la fin du xvıᵉ siècle, préconise l'ouverture
du rein calculeux, « pour toutefois, dit-il, qu'il ait son compa-
gnon libre et entier qui le seconde ». Cette notion, si utile en
chirurgie rénale, semble avoir été oubliée après cet auteur, car
jusqu'aux temps modernes, nous ne retrouvons nulle part d'indications à ce sujet. Merklen, dans sa thèse de 1881, mentionne,
en étudiant le mécanisme de l'anurie calculeuse, l'influence du
rein malade sur la glande du côté opposé. Guyon, attire à nou-
veau l'attention sur ce point en 1892, dans son étude sur l'influence de la tension intrarénale sur les fonctions du rein, puis
plus tard, dans une série de cliniques il décrit un réflexe réno-
rénal. Albarran, dans sa thèse de 1889, étudie expérimentalement et cliniquement le rein des urinaires, et signale de l'hypertrophie compensatrice du rein sain dans les hydronéphroses,
et des lésions de ce même rein dans les néphrites infectieuses.
Tuffier, dans son étude sur la chirurgie du rein, étudie l'influence
des néphrectomies unilatérales sur le rein opposé, et admet que
l'hypertrophie compensatrice du rein laissé seul, est due en partie à une néoformation de tissu rénal. Legueu, dans sa thèse de
1891, nie l'influence d'un rein sur l'autre dans le cas d'anurie
calculeuse, et s'élève contre la théorie du réflexe réno-rénal inhi-
bitoire.

A mesure que la chirurgie rénale se développe, on sent l'uti-
lité primordiale de connaître l'état anatomique et la valeur fonc-

tionnelle de chaque rein, et c'est pour avoir ces renseignements précieux, que l'on s'ingénie, à trouver un système, qui permette de recueillir isolément l'urine de chaque rein. Avec la découverte du cathétérisme urétéral, la question fait un grand pas et à partir de ce moment, Albarran, Nitze, Casper et Richter, Kapsammer publient des observations, dans lesquelles on trouve des études fonctionnelles du rein opposé à la lésion. C'est en se fondant sur ces données, qu'Albarran décrit les lésions de néphrite diathésique qui accompagnent la lithiase de l'autre rein, et la néphrite toxémique dans le cas de cancer du rein opposé. Puis divers points de la question sont étudiés par d'autres auteurs : Gosset, dans sa thèse, signale les lésions du rein opposé à une pyonéphrose ; Castaigne et Rathery étudient l'influence de la néphrectomie unilatérale, de la ligature du pédicule rénal et de l'uretère, des lésions mécaniques toxiques et infectieuses d'un rein, sur la glande du côté opposé ; ils invoquent, pour expliquer les lésions constantes du rein sain qu'ils trouvent dans tous ces cas, l'existence de néphrotoxines fabriquées au niveau du rein malade. Albarran et Bernard arrivent à des conclusions différentes ; ils nient l'influence néfaste de la ligature de l'uretère sur le rein opposé, et s'élèvent contre la présence de néphrotoxines, dans le sang des animaux qui ont subi cette intervention.

En pathologie humaine, l'étude du fonctionnement de chaque rein, est soigneusement fait par Albarran, dans son beau livre sur l'exploration des fonctions rénales (1905), et reprise dernièrement (1907) par Kapsammer, dans son ouvrage de diagnostic et traitement des maladies du rein.

Actuellement différents points sont élucidés et bien connus, mais la question des influences réno-rénales, de leur mode d'action et de leur mécanisme n'est pas résolue d'une façon définitive. Nous nous proposons d'apporter notre contribution à cette étude.

CHAPITRE PREMIER

MOYENS D'ETUDE. TECHNIQUE

Nous avons réuni, pour l'étude de notre sujet, des faits expérimentaux et des observations cliniques.

Chez l'animal, nous avons surtout recherché l'influence des lésions d'un rein sur la glande du côté opposé, au point de vue anatomique, histologique et physiologique. Pour cela nous avons produit des lésions rénales unilatérales, par des procédés variables.

Nous avons provoqué des hydronéphroses fermées, par ligature de l'uretère ; le rein fut découvert par la voie lombaire et l'uretère lié au catgut ou sectionné entre deux ligatures à 3 ou 4 centimètres au-dessous du bassinet ; dans d'autres cas, nous avons provoqué des hydronéphroses ouvertes, par coudure artificielle de l'uretère ; un fil fut passé sous ce conduit découvert par la voie lombaire, puis attiré en haut et fixé dans cette position.

Nous avons produit des infections rénales unilatérales, par plusieurs moyens : dans certains cas, nous avons fait dans un premier temps, une ligature de l'uretère, puis dans un second temps, nous avons infecté la poche pyélorénale avec une culture microbienne ; dans d'autres cas, tout fut fait dans la même séance, ligature de l'uretère et injection au-dessus d'une culture ; d'autres fois, nous avons infecté le bassinet sans lier l'uretère au-dessous.

Pour reproduire la tuberculose rénale unilatérale, nous nous sommes servi de divers procédés : tantôt, le rein étant découvert par la voie lombaire, nous avons injecté, directement.dans le tissu rénal, des bacilles de Koch, provenant d'une culture sur pomme de terre glycérinée et mis en suspension dans l'eau distillée ; tantôt, nous avons lié l'uretère et injecté au-dessus dans le bassinet des bacilles de Koch ; tantôt, ces microbes furent portés directement dans l'artère rénale ; enfin, dans un cas, on injecta une culture de bacilles de Koch, dans la veine de l'oreille, sur un lapin ayant un rein mis en état de moindre résistance, par une ligature antérieure de l'uretère.

Nous avons provoqué des néphrites unilatérales par plusieurs moyens : dans certains cas, en poussant de la paraffine fondue dans le bassinet, dans d'autres, en injectant dans le tissu rénal du grès pulvérisé et en suspension dans l'eau, dans d'autres en cautérisant le rein au thermocautère, parfois enfin, en congelant le rein par un jet de chlorure d'éthyle.

Nos néphrectomies furent toujours faites par la voie lombaire.

Nous nous sommes servi, pour ces différentes expériences, des animaux de laboratoire habituels, chiens, lapins, cobayes, mais nous devons faire remarquer, que tous ne sont pas également propres à l'expérimentation sur le rein. Le chien présente, très fréquemment, à l'état normal, des urines albumineuses et des lésions rénales marquées ; nous avons examiné, au point de vue fonctionnel et anatomo-pathologique, 4 chiens normaux pris au hasard, et nous avons ainsi trouvé ;

Chien A : 0,30 d'albumine par litre.
Chien B : petite quantité d'albumine.
Chien C : 0,60 d'albumine par litre.
Chien D : 0,15.

L'examen histologique des reins de ces animaux, pratiqué suivant la technique que nous décrirons plus loin, montra dans tous les cas, des lésions très nettes de l'épithélium de certains tubes contournés, chez le chien A des lésions de sclérose commençante, et chez le chien C une infiltration leucocytaire interstitielle notable. Nous avons conclu de ces observations, que le chien était un animal suspect pour l'expérimentation rénale, aussi, quand nous en avons fait usage pour nos recherches, nous avons toujours, avant de mettre ces animaux en expérience, analysé leurs urines et rejeté ceux qui étaient atteints d'albuminurie marquée. A cause de ces circonstances, nous avons été obligés d'abandonner cet animal, que nous avions choisi de préférence, au début de nos recherches, à cause de son régime ommivore, très voisin de celui de l'homme.

La plupart de nos expériences ont été faites sur le lapin et quelques-unes sur le cobaye. Le lapin présente quelquefois lui aussi, des urines albumineuses ; nous avons mis de côté les animaux de cette catégorie.

Dans les cas, où nous avons voulu étudier la sécrétion urinaire du rein sain, après lésion du rein opposé, nous avons toujours commencé par recueillir et examiner les urines des animaux, pendant 2 ou 3 jours avant l'intervention, afin d'avoir la formule urinaire approximative de chaque animal à l'état normal, et pouvoir apprécier avec justesse les résultats ultérieurs. Dans ces cas, les animaux ont été isolés dans des cages spéciales et soumis à un régime alimentaire constant.

Pour l'intervention, les chiens furent endormis par une injection intra-péritonéale de chloral morphine (morphine 1 gr., chloral 20 gr., eau 200 gr. : 2 ctmc. par kg. d'animal). Les lapins et les cobayes furent opérés sans anesthésie.

Après un temps plus ou moins long, nos animaux furent sacrifiés, afin d'étudier au point de vue histologique, les lésions du rein opposé à la glande rendue expérimentalement malade. Pour ces examens microscopiques, il est nécessaire de s'entourer de certaines précautions, afin d'éviter les lésions artificielles de l'épithélium rénal et les erreurs d'interprétation. Il importe d'abord, de ne pas tuer les animaux, en leur injectant ou en leur faisant respirer une substance toxique, par exemple du chloroforme, parce que le passage du poison dans le sang, et de là sur le filtre rénal, suffit à provoquer des lésions notables de l'épithélium. Nous savons de même, que l'épithélium rénal s'altère avec une très grande rapidité après la mort, quelques heures suffisent pour produire des lésions nettes du tube contourné. On ne pourra par conséquent tenir compte, dans les examens histologiques ainsi pratiqués, que de la constatation de lésions grossiè- res telles que la sclérose interstitielle ou l'infiltration leucocytaire. Pour éviter toutes ces causes d'erreur, nos chiens furent tués par section de la fémorale, sans anesthésie, procédé qui amène la mort en une à deux minutes, les lapins et les cobayes par traumatisme bulbaire. Les reins furent enlevés immédiatement après la mort, et de petits morceaux prélevés au rasoir, furent placés de suite dans les liquides fixateurs.

Technique histologique.

Le choix d'une bonne technique, est d'une importance capitale, pour étudier l'épithélium rénal, parce que la plupart des procédés usuels de fixation et de coloration, donnent des résultats inconstants et provoquent des lésions artificielles. Après avoir essayé diverses méthodes, nous nous sommes définitivement arrêté aux procédés suivants :

1° **Procédé de Saüer.** — Fixation pendant 3 heures dans le liquide de Van Geguchten ; Alcool absolu 30 cm³; Chloroforme pur 15 ; Ac. acétique glacial 5.

Déshydratation et durcissement dans l'alcool absolu pendant 12 heures.

Inclusion à la paraffine.

Coloration nucléaire par l'hématoxyline au fer, suivant la méthode de Heidenhain. Lavage à l'eau courante.

Coloration protoplasmique suivant le procédé de Saüer par passage rapide du mélange suivant : Solution aqueuse saturée de Rubine, 2 gouttes; Alcool à 90°, 20 cm³. — Alcool absolu. Xylol. Baume.

Cette coloration peut être avantageusement remplacée, par la coloration suivant la méthode de Van Giesen. On obtient par ce procédé de très belles préparations, bien différenciées, et qui se prêtent admirablement à une étude d'ensemble.

2° *Procédé.* — Fixation pendant 12 heures de très petits mor-

ceaux dans le liquide de Lindsay : Bichromate de potasse à
2.5 0/0 : 70 cm³ ; Acide osmique à 1 0/0 : 10 ; Bichlorure de
platine à 1 0/0 : 15 ; Acide acétique cristallisable : 5.

Lavage à l'eau courante pendant une heure. Déshydratation
et durcissement dans alcool à 90 et 100. Inclusion à la paraffine.

Coloration au Magenta Vert lumière. Colorer pendant quelques
minutes, avec : Magenta à saturation à chaud dans l'eau 100 cm³ ;
Acide phénique 1 gr dissous dans alcool à 90°.

Laver à l'eau et verser rapidement sur la coupe : Solution
saturée acide picrique 100 cm³ ; Vert lumière 0,50

Egoutter, et décolorer à l'alcool absolu qui enlève l'excès de
rouge, jusqu'à ce que l'alcool revienne clair. Xylol. Baume.

On peut varier la coloration de la façon suivante : après
coloration au Magenta comme plus haut, on passe rapidement
sur la lame le mélange de Benda : Vert lumière : 1 gr. ; Violet
acide : 1 gr. ; Alcool à 90° : 250. — Alcool absolu. Xylol. Baume.

Nous avons obtenu par cette méthode des résultats excellents :
la fixation nous a toujours paru irréprochable, et la coloration
très élective ; tous les éléments du noyau, filament et nucléole,
sont colorés en rouge intense par le Magenta et faciles à distinguer, la basale et la bordure en brosse sont en vert, le tissu
conjonctif en vert, les globules rouges en jaune. Les préparations ainsi obtenues, se prêtent parfaitement à l'étude cytologi-
que la plus fine, et à ce point de vue, elles sont certainement
supérieures à celles obtenues par le procédé de Saüer, qui est
au contraire excellent pour les études d'ensemble, surtout avec
la coloration au Van Gieson.

Dans l'appréciation microscopique des lésions du rein, il faut
surtout tenir compte des modifications du noyau, élément prin-
cipal de la cellule, et du protoplasma. Quant à la bordure en
brosse, à laquelle Saüer et Rathery ont attaché une grande
importance, elle nous a semblé avoir une valeur secondaire, pour
l'appréciation des lésions épithéliales, car il arrive, que sur des
reins parfaitement sains on ne la trouve pas ou à peine, et que
sur des reins pathologiques elle soit intacte et très nette.

Théohari (8) avait déjà remarqué, que les cellules rénales

épuisées par une sécrétion prolongée, présentaient une bordure à striation plus marquée. Schmitter, démontra qu'il suffit de laisser séjourner un rein frais, dans l'eau distillée, ou dans une solution physiologique de sel marin, pour faire apparaître une bordure en brosse, dans toutes les cellules rénales, alors qu'elles n'en montrent pas trace à l'état vivant, ou quand elles sont bien fixées (Retterer). Lelièvre (9) fait remarquer que les animaux soumis à un régime aqueux, présentent une bordure en brosse très nettement striée, tandis que les animaux soumis à un régime sec, ont une bordure homogène et peu visible. Cette partie de la cellule n'a donc qu'une importance relative et secondaire.

Il en est de même, de la présence dans la lumière tubulaire, de débris protoplasmiques : nous en avons trouvé fréquemment chez des animaux sains ; Vignon (10), Ferrata (11) en trouvent constamment, et les considèrent comme normaux ; Lelièvre nous apprend qu'ils existent toujours chez les animaux soumis à un régime sec, mais qu'ils disparaissent avec un régime aqueux, et par conséquent n'ont aucune valeur particulière.

Avec l'emploi combiné de ces divers procédés histologiques, on arrive à faire une étude très délicate et très précise du tissu rénal. Ces observations microscopiques, jointes à l'examen macroscopique du rein, à l'étude de la fonction urinaire, et à celle de l'état général des animaux, nous permettent d'apprécier tout changement important, survenu du côté du rein sain, à la suite de lésions expérimentales de l'autre glande.

En clinique, cette étude ne peut avoir la même rigueur, parce que l'examen histologique, avec sa délicatesse et sa précision, fait presque toujours défaut ; quand il existe, il n'a pu être fait que sur des pièces d'autopsie, or nous savons quel compte on doit tenir d'un pareil examen. Nous sommes obligés de nous contenter chez l'homme, de l'étude de la valeur fonctionnelle du rein faite sur les urines de chaque rein divisées par le cathétérisme urétéral, seul procédé, qui donne sûrement, un échantillon de l'urine du rein que l'on veut observer. Nous avons suivi dans ces cas, la technique établie par Albarran. Le cathétérisme a été pratiqué de préférence dans la matinée, de façon à éviter autant que possible, l'action troublante des périodes digestives. Nous nous sommes servi d'une sonde urétérale à bout en sifflet n° 8, toutes les fois qu'il a été possible de l'introduire, et dans les cas contraires, d'une sonde à bout rond ou d'une sonde n° 7. Tantôt le cathétérisme bilatéral des uretères fut pratiqué, tantôt, une seule sonde fut laissée dans un uretère, et l'urine de l'autre rein recueillie par la vessie, mais dans ces cas, nous avons préalablement recueilli, directement dans chaque rein, un échantillon de quelques c. m. c. d'urine. Les sondes furent en général laissées pendant 2 heures, et les urines recueillies dans des ballons stérilisés, toutes les demi-heures. Une injection sous-cutanée de 2 cntg. de phlorydzine, fut faite au début, afin d'étudier le pouvoir glycosurique de chaque rein, et l'épreuve de la polyurie expérimentale, fut en général réalisée, en faisant boire au malade 3 verres d'eau d'Evian ou de tisane de chiendent. L'examen histologique et bactériologique des échantillons fut pratiqué, avec une compétence toute spéciale, par M. Pettit, chef de laboratoire, et l'examen chimique, par M. Debains, chef des travaux chimiques, à la clinique des voies urinaires de Necker.

CHAPITRE II

INFLUENCES DES RETENTIONS RENALES UNILATERALES
ASEPTIQUES SUR LE REIN DU COTE OPPOSE

I° Partie expérimentale.

La question de l'influence des rétentions rénales unilatérales
aseptiques, sur le rein du côté opposé, a donné lieu, en ces der-
nières années, à de nombreux travaux. En 1889, Albarran (12)
dans son étude sur les néphrites expérimentales aseptiques,
observe chez les lapins auxquels il a lié l'uretère, « une hypertrophie compensatrice du rein opposé, surtout marquée au
niveau de la substance corticale où les glomérules sont plus
grands, les tubes plus larges, l'épithélium plus haut ». Ces
idées furent universellement admises, quand Castaigne et
Rathery vinrent affirmer, dans différents travaux, condensés
dans la thèse de Rathery (13, 14, 15, 16, 17), que la ligature de
l'uretère d'un côté, retentit toujours sur le rein opposé. Ces
auteurs pratiquent cette ligature, chez 23 lapins, et obtiennent
les résultats suivants : « La plupart des animaux meurent dans
les vingt premiers jours, 1 au bout de 33 jours, 2 au bout de 60.
Un seul lapin survit longtemps, et est sacrifié au bout de
163 jours. Tous les animaux sauf un, dont les urines sont examinées, présentent de l'albuminurie ». La courbe du poids étudiée
chez plusieurs lapins, montre constamment une diminution progressive et très marquée. Ces mêmes auteurs, font la ligature de
l'uretère chez 3 chiens, qui survivent sans incident, mais présentent de l'albuminurie. Ces animaux, morts ou sacrifiés, plus

d'un an après, présentent à l'autopsie, sur le rein opposé à la ligature, les lésions classiques du rein granuleux : adhérences de la capsule au parenchyme et présence de nombreux kystes. Au point de vue histologique, Castaigne et Rathery constatent, sur le rein opposé à la ligature, des lésions variables mais constantes. Ils ont observé chez le lapin, dès les premières semaines après la ligature, des lésions de cytolyse protoplasmique et de dégénérescence graisseuse. Chez d'autres lapins, de 3 à 6 mois après la ligature, ils constatent une tuméfaction de l'épithélium des tubuli contorti : « Celui-ci est très bas, limité par une ligne nette, du côté de la lumière qui est large. La bordure existe encore, mais seulement par places. Il y a des ébauches de cylindres granuleux ; ces lésions siègent par ilôts, et il y a déjà, autour de ces tubuli contorti, un début de sclérose ». Enfin, chez les chiens, qui ont survécu plus d'un an à la ligature de l'uretère, ces auteurs notent des lésions de sclérose en larges ilôts autour des artères, des glomérules et des tubes.

Plusieurs autres auteurs, font une étude expérimentale de la question, et arrivent à des conclusions identiques. Bertensohn, (18) trouve également dans le rein opposé à la ligature, à côté de l'hypertrophie compensatrice, des lésions des vaisseaux et des glomérules, et de la dégénérescence des épithéliums. Néfédieff, (19) après ligature d'un uretère chez le lapin, constate de l'albuminurie ; Ascoli et Figari, (20) concluent d'un certain nombre d'expériences sur la ligature unilatérale de l'uretère chez le lapin, que les animaux meurent, pour la plupart, après un temps très court, variant de 2 semaines à 2 mois. Anzilotti (21) décrit dans des expériences semblables des lésions du rein opposé à la ligature ; mais pour cet auteur ces lésions seraient seulement passagères. Seuls Albarran et Bernard (22), arrivent à des conclusions opposées : ils ont vu leurs animaux survivre longtemps et en bonne santé ; ils n'ont pas observé de mort avec des phénomènes urémiques, pas plus d'ailleurs que Strauss et Germont (23) dans leurs recherches classiques, sur les lésions histologiques du rein, à la suite de la ligature de l'uretère. Au point de vue microspique, Albarran et Bernard observent de l'hypertrophie compensatrice, sans lésions, sauf dans un cas, où ils trouvent quelques lésions épithéliales légères. Ils concluent, que la ligature aseptique de l'uretère chez un animal, ne détermine pas dans le rein du côté opposé de lésions épithéliales dégénératives.

Nous avons repris ces expériences chez 2 chiens et dix lapins, nous proposant d'étudier le retentissement de la rétention rénale sur la sécrétion urinaire du rein opposé, sur son état anatomique et sur l'état général de l'animal. Nous nous sommes surtout servi du lapin, comme animal d'expériences, parce que le chien, comme nous l'avons dit plus haut, présente couramment des lésions rénales marquées et de l'albuminurie. Nos chiens ont été endormis par une injection de chloral-morphine intrapéritonéale, nos lapins opérés sans anesthésie. Chez tous ces animaux la voie lombaire fut adoptée. Nous avons provoqué des hydronéphroses fermées, chez 2 chiens et chez 8 lapins, par ligature de l'uretère à quelques centimètres au-dessous de son origine. Chez 2 lapins, nous avons provoqué une hydronéphrose ouverte par coudure de l'uretère, à l'aide d'un fil de soie passé sous ce conduit, et attiré fortement en haut, de façon à faire faire à l'uretère, un angle marqué. Le fil, fixé dans les muscles de la région, détermine une coudure permanente, qui empêche en partie l'écoulement de l'urine et provoque une hydronéphrose ouverte. C'est le procédé dont s'est servi Tuffier (**24**), pour son étude clinique et expérimentale sur les hydronéphroses. Il obtenait ainsi 50 0/0 environ de succès ; nous avons réussi dans nos deux cas.

1° **Influence de la ligature d'un uretère sur la sécrétion de l'autre rein.** — Cette question a été étudiée en partie par Guyon et Albarran (**25, 26, 27, 28**), au cours de leurs recherches sur l'influence de la tension intra-rénale sur les fonctions du rein. Ces auteurs lient l'uretère, ou bien le mettent en communication avec un manomètre à mercure. Ils observent chez le chien, pendant la première heure qui suit la ligature, que l'urine du rein sain reste normale en quantité, mais que l'urée baisse, passant de 44 grammes à 33 par litre. Pendant la deuxième heure, l'urine

augmente en quantité du côté sain ; on recueille de ce côté
3 cmc. 6 au lieu de 1 cmc. 3 en 20 minutes comme dans la première heure, mais l'urée continue à s'abaisser, tombant de
33 grammes à 24. Pendant la troisième heure, l'urine diminue,
il n'y a plus que 0,80 cmc. en 20 minutes ; l'urée est à 29 grammes. Dans une autre expérience, ces auteurs soumettent, à une
courte pression, brusque et intense, de 160 m/m de mercure,
le rein gauche ; ils constatent que le rein droit, qui avant toute
pression, donnait en un quart d'heure. 6 cmc. avec 23 gr. 63
d'urée, ne donne plus dans le premier quart d'heure que 5 cmc.
et 23 gr. 08 d'urée, et pendant le deuxième quart d'heure que
3 cmc. et 20,5 d'urée.

Ils concluent de ces faits, que le rein opposé, après avoir été
indifférent pendant la première heure, a exercé une action compensatrice dans la seconde, mais ses fonctions, modifiées dès la
troisième heure, n'ont cessé d'être troublées jusqu'à la fin de
l'expérience. D'après ces faits, il n'est donc pas douteux que le
rein en rétention, influence défavorablement son congénère au
moins pendant les premières heures.

Nous avons voulu voir, si cette action inhibitrice du rein
malade sur le rein sain, persiste longtemps, et nous avons cherché à nous rendre compte, dans quelle mesure et au bout de
combien de temps, le rein sain suffit à assurer à lui tout seul la
fonction urinaire. Pour cela, nous avons établi la formule urinaire approximative de 2 chiens et de 2 lapins, soumis à un
régime uniforme, en mesurant et analysant leurs urines. Puis,
nous leur avons lié l'uretère d'un côté, et continué à recueillir
leurs urines, pendant une durée variable, pour les comparer
en quantité et en qualité aux urines antérieures. Trois points
ont été surtout étudiés : la quantité d'urine, le taux de l'urée en
24 heures et l'albuminurie (chiens n°s 1 et 2, lapins n°s 1 et 2).
Dans nos quatre cas, la marche de la sécrétion urinaire après
l'opération, a été à peu près comparable. Chez le chien n° 1 (voir
courbe n° 1), on avait avant l'opération, une quantité d'urine
moyenne de 560 cm³. Le premier jour après, nous voyons le
volume des urines tomber à 150 cm³, puis dans les jours sui-

vants rester encore très bas, mais avoir une tendance marquée à l'augmentation :

Le 2ᵉ jour le volume des urines est à 240 cm³.
Le 3ᵉ   —   —   300 —
Le 4ᵉ   —   —   400 —
Le 5ᵉ   —   —   410 —
Le 6ᵉ   —   —   480 —
Le 7ᵉ   —   —   550 —

soit une quantité à peu près égale à celle que le chien urinait avant l'opération. Dans les jours suivants, la quantité augmente encore, si bien que nous voyons le volume des urines être plus considérable qu'avant l'opération :

Le   8ᵉ jour la quantité d'urine est de 600 cm³.
Le   9ᵉ   —   —   600 —
Le 10ᵉ   —   —   520 —
Le 11ᵉ   —   —   550 —
Le 12ᵉ   —   —   540 —
Le 13ᵉ   —   —   580 —
Le 14ᵉ   —   —   600 —

A partir de ce moment les urines sont seulement recueillies de loin en loin ; on trouve ainsi :

25 jours après l'opération une quantité d'urine de 550 cm³.
42   —   —   —   580 —
80   —   —   —   600 —
105   —   —   —   680 —
Un an après   —   —   550 —

(Voir courbe n° 1).

Chez cet animal, la marche de la sécrétion urinaire a donc été la suivante : diminution considérable les premiers jours, quantité minime mais croissante les jours suivants ; le septième jour les urines atteignent le volume qu'elles avaient avant l'opération, le dépassent légèrement les jours suivants, puis, l'équilibre se rétablit, et le volume des urines devient d'une façon définitive, tout à fait comparable à ce qu'il était avant l'opération.

Chez le chien n° 2 (voir la courbe n° 2), la marche de la sécrétion urinaire a été à peu près la même : la quantité d'urine est très minime les premiers jours, et n'atteint que le onzième jour après l'opération, le niveau qu'elle avait antérieurement.

Chez les lapins n°ˢ 1 et 2 (voir les courbes 3 et 4), les choses se sont passées à peu près de la même façon. Toutefois, chez ces animaux, la suppléance fonctionnelle par le rein sain paraît avoir été plus rapide, car dès le cinquième jour, la quantité d'urine était revenue à la normale, d'une façon définitive.

Nous avons aussi étudié, chez nos animaux, la marche de l'élimination de l'urée, et nous avons ainsi constaté que, comme la quantité d'urine, le taux de l'urée baisse considérablement pendant les premiers jours après l'opération, mais revient très vite à la normale. Chez le chien n° 1 (courbe n° 1), dès le quatrième jour, l'urée atteint son taux normal, puis pendant les quatre jours suivants, sa quantité est plus élevée qu'avant l'opération, comme si l'animal faisait une décharge des produits azotés, accumulés dans son organisme, pendant les quatre jours de faible sécrétion urinaire qui suivirent l'intervention. Dans la suite, le taux de l'urée reste sensiblement égal à ce qu'il était avant la ligature de l'uretère. Chez le chien n° 2 (voir courbe n° 2) même marche de l'élimination de l'urée, mais plus lente et à peu près parallèle à celle de la quantité d'urine ; le retour au niveau normal ne se fait qu'au quatorzième jour. Chez les lapins 1 et 2 (voir courbes 3 et 4), dès le quatrième jour, l'élimination de l'urée est revenue au niveau habituel, et s'y maintient, en le dépassant même légèrement à la longue, ce qui s'explique, par l'augmentation assez notable de poids de chacun de ces animaux, dans les mois qui suivirent l'opération.

Pour compléter ces notions sur l'élimination urinaire après la ligature d'un uretère, nous avons recherché, à plusieurs reprises, l'albumine dans les urines des animaux opérés. Pour éviter toute cause d'erreur à ce sujet, nous avons toujours examiné les urines de nos animaux, au point de vue de l'albumine, comparativement avant et après l'opération. Le chien n° 1, présentait avant la ligature de l'uretère, des traces notables d'albumine, qui persistèrent sans augmenter ni diminuer après l'intervention. Le chien n° 2, présentait également, avant d'être opéré, une petite quantité d'albumine ; les examens ultérieurs n'en révélèrent pas davantage. Cinq lapins furent aussi examinés à ce point de vue. Quatre d'entre eux, les lapins 1, 2, 3, 5, n'avaient pas d'albumine avant l'opération, ils n'en eurent pas après. Seul le lapin 4, qui présentait avant l'opération, des traces légères d'albumine, eut une augmentation de son albuminurie : le jour où il fut sacrifié, soit 3 mois après l'intervention, il présentait 0,17 d'albumine par litre.

Dans l'interprétation des examens fonctionnels précédents, il ne faut pas attribuer, complètement et uniquement, à la rétention rénale, l'abaissement considérable de l'urine et de l'urée, après la ligature de l'uretère. Sans doute, une part de cet abaissement lui revient, comme l'ont montré Guyon et Albarran, mais une part notable doit être attribuée aussi au choc opératoire, à l'anesthésie (chiens 1 et 2) et plus encore à la diminution considérable des aliments liquides et solides ingérés par les animaux, pendant les premiers jours qui suivent l'intervention. Pour se faire une idée exacte de l'influence de la rétention rénale sur le rein opposé au point de vue fonctionnel, il faut comparer les courbes d'animaux ayant subi, les uns une néphrectomie unilatérale, les autres une ligature de l'uretère. Dans les deux cas les facteurs, choc opératoire, anesthésie, diminution des ingesta sont les mêmes, seule la lésion produite diffère. Sur les courbes des chiens, 4, 5, 6, 7 (Voir courbes n° 12, 13, 14, 15, 16), opérés de néphrectomie, on note un abaissement de la quantité d'urine, après l'intervention, tout aussi considérable qu'après la ligature de l'uretère chez les chiens 1 et 2 ; le chien de Tuffier (Exp. IV *bis*, page 142 *in Etudes expérimentales sur la chirurgie du rein*) eut même de l'anurie, pendant 2 jours, fait que nous n'avons jamais observé, dans nos cas de ligature de l'uretère. L'urée subit un abaissement semblable (chiens 4, 5, 6, 7, obs. Tuffier), dans les deux sortes d'intervention. Le retour définitif de la fonction urinaire à la normale s'est fait, après la néphrectomie, le 5e jour chez le chien 4, le 4e jour chez le chien 5, le 4e jour chez le chien 6, le 5ᵉ jour chez le chien 7 et le 9ᵉ jour chez le chien de Tuffier tandis qu'après ligature de l'uretère il a eu lieu seulement le 7ᵉ jour chez le chien nᵒ 1, le 11ᵉ jour chez le chien nᵒ 2.

Chez les lapins néphrectomisés (lapins 25, 26) le retour définitif à la normale eut lieu, une fois le 3ᵉ jour, et une fois le 4ᵉ jour, tandis que chez les lapins ayant subi la ligature de l'uretère il eut lieu 2 fois le 5ᵉ jour. De ces faits, il semble résulter que le retour de la fonction urinaire, est un peu plus lent, dans le cas de ligature de l'uretère, que dans le cas de néphrectomie, et que par conséquent, le rein en rétention a une influence inhibitrice légère et de courte durée, sur son congénère. Cette inhibition paraît être une action réflexe, due à l'élévation de la pression dans le rein en rétention. Guyon et Albarran ont en effet montré, qu'après la ligature de l'uretère, la pression s'élève à 40 m/m de mercure au bout de 20 à 25 minutes et à 66-70 m/m après une heure ; elle reste stationnaire entre 65 et 70 m/m pendant 1 h. 30 environ, puis décroît ; après 4 h. 1/2, elle n'est plus qu'à 46-44 m/m ; 26 jours après elle est à 11 m/m ; 62 jours après à 3 m/m et 4 mois 1/2 après à 3 m/m également. On sait d'autre part, comme l'ont montré Albarran et Guyon, par des expériences et des observations cliniques, que si l'on abaisse à zéro la pression intra-rénale par une néphrotomie, le rein en rétention et le rein du côté opposé sécrètent plus abondamment.

De cette série de faits, on peut donc conclure, qu'un rein en rétention, influence légèrement son congénère au point de vue fonctionnel. Mais cette action inhibitrice est certainement courte et peu intense, puisque le rein sain suffit à assurer très rapidement (dès le 5ᵉ jour chez le lapin) et complètement, la fonction urinaire d'une façon définitive.

2ᵒ Influence de la ligature de l'uretère sur l'état général. — La marche de l'état général et du poids des animaux auxquels un uretère a été lié, vient encore appuyer ces conclusions. Il est évident en effet, que si le rein sain est défavorablement influencé par le rein malade, d'une façon notable et durable, s'il est lésé comme l'indiquent Castaigne et Rathery, l'élimination urinaire se fera mal, et tôt ou tard, l'état général de l'animal aura à en souffrir. Or, tous nos animaux se sont très bien porté, après la ligature de l'uretère, aussi longtemps que nous les ayons conservés. Sur 12 opérés, 2 chiens et 10 lapins, nous n'avons eu qu'une mort, et encore est-elle due à une cause particulière. Le lapin 8 mourut 3 jours après l'intervention ; à l'autopsie, on trouva un rein gauche unique, volumineux, pesant 18 grammes, très congestionné, avec un bassinet légèrement dilaté. La ligature avait été mise sur l'uretère de ce rein unique, ce qui explique suffisamment la mort rapide. Sauf ce cas, qui doit être mis à l'écart, tous les autres animaux ont vécu, avec leur hydronéphrose, en parfaite santé, et la plupart, sous l'influence d'un bon régime, ont même augmenté de poids d'une façon notable. La courbe de poids des chiens 1 et 2 et des lapins 1 et 2 (voir courbes 1, 2, 3, 4) établie par des pesées fréquentes, nous fait voir que dans les jours qui suivent l'opération, les animaux maigrissent sensiblement, puis ils reprennent peu à peu de l'enbompoint, reviennent à leur poids normal en une quinzaine de jours, et restent à ce niveau ou le dépassent (obs. des lapins 1, 2, 3, 4, 5, 6, 7, et des chiens 1, 2). Les lapins 9 et 10, sacrifiés l'un le 10e jour, l'autre le 5e jour après l'opération, présentèrent seuls une légère diminution de poids, comparable à celle des lapins 1 et 2, pendant les premiers jours après l'opération, et qui aurait probablement été transitoire, comme chez les autres animaux conservés plus longtemps.

3° **Influence de la ligature de l'uretère sur l'état anatomique du rein opposé.** — Outre les moyens indirects, tels que l'examen de la sécrétion urinaire, de l'élimination de l'urée, de l'albuminurie, de l'état général dont nous nous sommes servi jusqu'ici, pour apprécier l'influence de la rétention rénale unilatérale sur le rein sain, nous avons à notre disposition des moyens directs, c'est l'observation macroscopique et microscopique du rein opposé. C'est sur des renseignements microscopiques, que se sont surtout appuyés Castaigne et Rathery, pour affirmer l'influence néfaste du rein malade sur le rein sain, sans s'occuper de l'état physiologique et de la valeur fonctionnelle de ce dernier. Tout en reconnaissant une très grande valeur, aux examens microscopiques d'ensemble, bien faits, nous croyons qu'il faut être prudent dans ses conclusions, quand on n'a pour les appuyer que des examens délicats de cytologie fine, faits sur un tissu aussi fragile et aussi facilement altérable que le tissu rénal.

A l'examen macroscopique, nous avons constamment trouvé chez nos animaux, une hypertrophie compensatrice marquée. C'est à notre avis, l'effet le plus certain, le plus tangible, et le plus important, produit par la rétention rénale d'un côté sur le rein opposé. L'analyse des observations de chacun de nos animaux, ne laisse aucun doute à cet égard. Le chien 1, du poids de 10 kg. 700 gr., sacrifié après un an, présente une hydronéphrose volumineuse et complète du rein droit, pesant 280 gr. Le rein gauche, est d'apparence normale, à la surface et à la coupe, et se laisse facilement décortiquer. Il pèse 75 gr., alors que chaque rein d'un animal de même poids pèse 40 à 45 gr.

Le chien 2, du poids de 15 kg. 500, sacrifié après 11 mois, présente du côté droit, une énorme hydronéphrose, ayant détruit tout le rein, réduit à l'état de coque fibreuse ; le rein gauche est d'apparence normale à la surface et à la coupe, et se laisse facilement décortiquer. Il pèse 95 gr., alors que chaque rein d'un chien de même poids, pèse de 50 à 55 gr. Le lapin 1, sacrifié 10 mois après la ligature, pèse 3 kg. 300, il présente une hydronéphrose gauche de 60 gr. et un rein droit d'apparence saine pesant 12 gr. 50 au lieu de 9, poids moyen de chaque rein d'un lapin semblable. Le lapin 2, sacrifié après 10 mois, pèse 2 kg. 900 ; il présente une hydronéphrose gauche de 65 gr., et un rein droit d'aspect normal, pesant 12 gr. au lieu de 8 gr. environ comme chaque rein d'un lapin normal de même poids.

Chez nos autres animaux, l'hypertrophie a toujours été manifeste et très marquée (voir obs. des lapins 3, 4, 5, 6, 7, 9 et 10), augmentant le volume du rein d'un quart dans la plupart des cas et quelquefois d'un tiers. Nous avons constaté que cette hypertrophie était très rapide ; le lapin 10, sacrifié 5 jours après la ligature de l'uretère gauche, présente un rein droit de

8 gr. 50 en augmentation de 1 gr. 50 à 2 gr. sur le poids du rein d'un lapin normal semblable. Le lapin 9, sacrifié 8 jours après l'intervention, présente un rein droit de 10 gr. 50 contre les 8 gr. environ de chaque rein d'un lapin normal de même poids. Cette hypertrophie n'est pas indéfinie, elle est très marquée, vers le 10-15ᵉ jour, puis semble s'accroître encore jusqu'au 30ᵉ, pour rester là d'une façon définitive ; l'hypertrophie chez le lapin 6, ayant vécu 1 mois, est tout à fait comparable à celle des autres animaux ayant vécu 3, 6, 10 mois. Nous verrons plus loin, en comparant l'hypertrophie du rein sain, dans la rétention rénale unilatérale, et du rein resté seul après néphrectomie, que la marche et le degré de cette hypertrophie sont tout à fait comparables dans les deux cas.

L'examen microscopique, du rein sain de tous ces animaux, a été fait avec beaucoup de soins, en suivant la technique que nous avons décrite plus haut. Nous avons examiné, dans chaque cas, des coupes préparées suivant la méthode de Sauer, d'autres fixées au Van Geguchten et colorées par le procédé de Van Gieson, d'autres fixées au liquide de Lindsay, et colorées par le Magenta Benda, ou par le Magenta acide picrique vert lumière.

Chez les chiens 1 et 2, nous avons trouvé des lésions assez marquées :

Chien 1 : Infiltration leucocytaire périvasculaire, assez abondante dans certains points. Les quelques tubes qui avoisinent cette infiltration, et surtout ceux qui sont englobés par elle, présentent des lésions épithéliales marquées : le protoplasma est trouble et creusé de vacuoles, le noyau mal coloré est à peine distinct, la bordure en brosse est peu nette, même sur les coupes colorées au vert lumière, qui a pourtant une très grande affinité pour cette partie de la cellule.

Chien 2 : Dans certains points de la coupe, îlots de sclérose discrète ; les tubes entourés par le tissu conjonctif ont un épithélium très bas, clair, vacuolaire. Le noyau est refoulé près de la basale, mais bien coloré et net ; la bordure en brosse est intacte.

On pourrait être tenté d'attribuer ces lésions du rein opposé, à l'influence néfaste du rein atteint d'hydronéphrose. A notre avis, ces lésions n'ont aucune valeur, et on ne peut en tenir raisonnablement aucun compte, car les chiens normaux, ont constamment, des lésions rénales aussi marquées, et même parfois plus graves encore, comme nous l'avons déjà indiqué plus haut (examen des reins des chiens normaux A. B. C. D).

Chez les lapins, qui ont normalement des reins sains, l'examen histologique acquiert une autre valeur. Sur 9 animaux observés (lapins 1, 2, 3, 4, 5, 6, 7, 9 et 10), nous n'avons trouvé des lésions qu'une seule fois, chez le lapin 4. Dans tous les autres cas, le rein nous a paru absolument normal et en hypertrophie compensatrice : les glomérules sont plus gros, les tubes contournés plus larges, et les cellules plus hautes que normalement. Dans aucun cas, nous n'avons vu de traces de néoformations glomérulaires ou tubulaires, comme en ont décrit certains auteurs ; de même, nous n'avons jamais constaté de karyokinèses au niveau des tubes contournés ; par contre les noyaux des cellules de ces tubes paraissent plus nombreux, certains sont étranglés et prêts à se diviser en deux, comme si les cellules se multipliaient par division directe.

Chez le lapin 4, nous avons observé en certains points, des lésions assez nettes : l'épithélium est abrasé, le protoplasma clair sans granulations, le noyau est mal coloré et trouble. Ces lésions sont localisées et à type tout à fait insulaire. Ce cas unique, en face des 8 autres observations d'intégrité absolue du rein, est difficile à interpréter. S'agit-il d'une erreur de technique ? Nous ne le croyons pas, car les lésions correspondent bien à la présence d'albumine constatée par l'examen fonctionnel. Comme ce lapin, présentait avant d'être opéré, des traces d'albumine, on est autorisé à penser, qu'il était déjà porteur de lésions rénales légères ; ces lésions se sont probablement aggravées, sous l'influence du surcroît de travail, imposé au rein par la suppression fonctionnelle de l'autre, mais elles existaient probablement avant la ligature de l'uretère, et ne peuvent être entièrement attribuées, à l'influence nocive de la rétention rénale du côté opposé.

En somme, de cette série de considérations, sur le fonctionnement, sur l'état anatomique et histologique du rein opposé à une rétention rénale aseptique, et sur l'état général des animaux en expérience, on peut déduire, que la rétention rénale aseptique unilatérale, ne provoque pas, sur le rein sain, de troubles fonctionnels durables et sérieux, qu'elle ne cause aucune altération anatomique ni histologique, et qu'enfin, à un point de vue plus général, elle est bien tolérée par l'organisme.

II° Partie clinique

Nous avons pu recueillir 5 observations d'hydronéphrose, avec examen des urines de chaque rein, divisées par le cathétérisme urétéral ou par le diviseur de Luys. Nous rapportons ci-dessous les résultats obtenus.

Observation 1 (*personnelle*). — Phil. Marie, 20 ans. Volumineuse hydronéphrose fermée du côté gauche. Néphrectomie. Poids de la tumeur 6 kilogs. Chez cette malade l'hydronéphrose avait été prise cliniquement pour un kyste de l'ovaire ; pour cette raison le cathétérisme urétéral n'avait pas été pratiqué, mais l'examen complet des urines, fait avant l'intervention, porta seulement sur les urines du rein droit, puisque le rein gauche était transformé en une volumineuse hydronéphrose fermée.

Examen histo-bactériologique des urines du rein droit : Urine absolument claire, pas de dépôt, pas de microbes.

Examen chimique :

Quantité	1000
Urée au litre . . .	28.20
Chlorures	7.50
Albumine	0

Observation 2 (*personnelle*). — Mme Pudd., 34 ans. Hydronéphrose droite. Rétention 200 cm³. Néphrectomie. Urines divisées par le cathétérisme urétéral :

	1re demi-heure		2e demi-heure		3e demi-heure		4e demi-heure	
	R. d.	R. g.	R. d.	R. g.	R. d.	R. g.	R. d.	R. g.
Quantité	39	85	90	15.8	98	152	27	65
Urée au litre . .	9.45	12.50	5.25	5.45	2.30	2.90	3.15	5.90
Urée en c. t. g. .	36	106	47	86	22	44	8	38
Chlorures au litre.	5	6.50	3.30	3.90	.2	2	2.40	4
Chlorures en c.t.g.	19	55	29	61	19	30	6	26
Glucose au litre .	1.95	12.2	6.10	10.5	4.9	5.85	5.30	10.75
Glucose en c. t. g.	7	103.7	54	165	48	88	14	69
Δ .	73	102	50	56	30	32	36	58

Quantités totales éliminées.

	Rein droit	Rein gauche
Quantité	254 cmc.	460
Urée	1.15	2.75
Chlorures.	0.75	1.75
Glucose.	1.25	4.50
Albumine.	0.50 au litre	traces

Observation 3 (*personnelle*). — Mme Rig. Hydronéphrose gauche. Rétention légère 40 à 50 gr. Urines divisées par cathétérisme urétéral.

Examen histo-bactériologique :

Rein droit : Urines claires, pas de dépôt ni microbes.

Rein gauche : *Idem.*

	1re demi-heure		2e demi-heure		3e demi-heure		4e demi-heure	
	R. d.	R. g.	R. d.	R. g.	R. d.	R. g.	R. d.	R. g.
Quantité. . . .	36	20	68	71	207	190	59	50
Urée au litre . .	13.50	11	6.10	5	1.85	1.65	5.25	4.20
Urée en c. t. g. .	4.8	31	4.1	35	38	30	31	21
Chlorures au litre.	7.2	6.80	5.2	4.40	1.9	1.80	6.3	5.90
Chlorures en c.t.g.	25	19	35	31	39	34	37	29
Glucose au litre .	23.7	22	16.10	13.45	2.65	2.45	4.50	2.95
Glucose en c. t. g.	85	63	109	95	54	46	26	14
Δ.	124	108	79	66	25	23	71	63

Quantités totales éliminées

	Rein droit	Rein gauche
Quantité.	370	340
Urée.	1.60	1.20
Chlorures	1.40	1.15
Glucose.	2.75	2.20
Albumine	néant	traces

Observation 4 (*personnelle*). — Mme Ber. Hydronéphrose gauche dans un rein mobile. Urines recueillies par cathétérisme urétéral. Rétention 150 à 200 cm².

Examen histo-bactériologique :

Rein droit : Pas de dépôt, ni de microbes, quelques cellules épithéliales.

Rein gauche : Pas de dépôt ni de microbes.

	1re demi-heure		2e demi-heure		3e demi heure		4e demi-heure	
	R. d.	R. g.	R. d.	R. g.	R. d.	R. g.	R. d.	R. g.
Quantité. . . .	52	15	101	59	96	78	29	22
Urée au litre . . .	5	4.50	2	1.70	1.55	1.90	3.60	1.55
Urée en c. t. g. . .	26	6	20	10	14	14	10	3
Chlorures au litre .	5.70	6.20	2.50	4.05	2	3.70	5	3.60
Chlorures en c. t. g.	29	9	25	23	19	28	14	3
Glucose au litre . .	6.10	1.70	4.15	4.90	2.70	3.90	2.95	2.70
Glucose en c. t. g. .	31	2	41	28	25	30	8	5
Δ	62	65	31	45	25	36	50	32

Quantités totales éliminées

	Rein droit	Rein gauche
Quantité	278	174
Urée	0.75	0.35
Chlorure	0.87	0.65
Glucose	1.08	0.67
Albumine . . .	néant	néant
Δ	10.105	7.142

Observation 5 (*personnelle*). — Mme X..., hydronéphrose hématurique du côté gauche, 33 ans. Néphrectomie partielle : la moitié supérieure du rein est transformée, en une poche d'hydronéphrose fermée, grosse comme le poing, paraissant répondre au territoire du grand calice supérieur qui est imperforé et ne communique pas avec le bassinet. La moitié inférieure du rein est très congestionnée.

Urines divisées avec le diviseur de Luys.

	Rein droit	Rein gauche
Quantité.	40	21
Urée au litre	18.70	9.80
Urée en c. t. g. . . .	0.74	0.20
Chlorures au litre. . .	7.50	4.40
Albumine	0	2 (sang)

Pour avoir un plus grand nombre d'observation, et donner, par là même, une base plus solide à nos déductions, nous joignons à nos observations personnelles, celles rapportées par Albarran, dans son livre sur l'exploration des fonctions rénales.

Observation 6 (ALBARRAN). — Homme 22 ans. Hydronéphrose grave avec fistule rénale consécutive. Néphrostomie.

Quantité		Urée par litre		Chlorure par litre		Ac. phosp. au litre	
R. s	R. m.	R. s.	R. m.	R. s.	R. m.	R. s.	R. m.
950	450	23	3.34	11	6	1.75	0.30

Observation 7 (ALBARRAN). — Mme Al. C., 42 ans ; rein mobile, légère rétention.

Quantité		Urée par litre		Chlorure par litre		Ac. phosp. au litre	
R. s.	R. m.	R. s.	R. m.	R. s.	R. m.	R. s.	R. m.
290	480	20.01	15.08	13.55	10.40	1.60	1.46

Observation 8 (ALBARRAN). — Marie V., 41 ans.

Quantité		Urée au litre		Chlorures au litre		Ac. phosp. au litre	
R. s.	R. m.	R. s.	R. m.	R. s.	R. m.	R. s.	R. m.
80	220	27.70	6.10	20.70	4.70	2.70	0.53

Observation 9 (ALBARRAN). — Homme ; hydronéphrose hématurique volumineuse, rein très détruit. Néphrectomie.

Quantité		Urée au litre		Chlorures au litre		Ac. phosp. au litre	
R. s.	R. m.	R. s.	R. m.	R. s.	R. m.	R. s.	R. m.
52	24	22.76	3.64	22.7	7.2		

Observation 10 (ALBARRAN). — Femme. Hydronéphrose par rétrécissement urétéral. Néphrostomie.

Quantité		Urée au litre		Chlorures au litre	
R. s.	R. m.	R. s.	R. m.	R. s.	R. m.
517	400	20.44	5.12	8.05	3.80

Observation 11 (ALBARRAN). — Louise, 40 ans. Légère rétention dans un rein mobile.

Quantité		Urée au litre		Chlorures au litre	
R. s.	R. m.	R. s.	R. m.	R. s.	R. m.
80	30	12.60	11.30	5.1	5.5

Observation 12 (ALBARRAN). — Hydronéphrose calculeuse fistulisée. Néphrostomie.

	1re heure		2e heure		3e heure	
	R. s.	R. m.	R. s.	R. m.	R. s.	R. m.
Quantité	35	21	220	88	55	37
Urée au litre	18.91	8.82	3.78	2.52	30.26	11.34
Chlorures au litre	13.3	7.10	2	2.40	16	8.7
Δ	180	180	36	32	190	180

Observation 13 (ALBARRAN). — Femme 34 ans, rein mobile avec rétention aseptique.

Quantité		Urée au litre		Chlorures au litre		Δ	
R. s.	R. m.	R. s.	R. m.	R. s.	R. m.	R. s.	R. m.
45	160	10.60	3.20	9.25	2.50	187	96

Ces huit observations d'Albarran, jointes aux nôtres, portent à **13**, le nombre des cas de rétention unilatérale, dans lesquels les urines de chaque rein furent examinées. Dans aucune des observations précédentes, nous ne trouvons de troubles fonctionnels du côté sain ; toujours, la quantité d'urine, d'urée, de chlorures de glucose est élevée et sensiblement normale. Une seule fois, nous voyons, du côté sain, des traces d'albumine (observation 2) ; il est difficile de s'appuyer sur ce cas unique, et sur des proportions aussi faibles d'albumine, pour incriminer une influence quelconque du rein malade sur le rein sain. L'impression, au contraire, qui se dégage de ces examens, et celle qui ressort également, de la facilité avec laquelle l'hydronéphrose est tolérée par les malades, c'est que, le rein opposé a une rétention rénale aseptique, ne souffre pas de ce voisinage, et continue à fonctionner normalement. Quand le rein hydronéphrosé est entièrement ou à peu près détruit (observation 1), nous voyons, au contraire, le rein sain, en hyperfonctionnement manifeste, assurer, à lui seul, la fonction urinaire, sans paraître souffrir, en quoi que ce soit, de ce surcroît de travail.

Les faits cliniques concordent, entièrement, avec les faits expérimentaux, et pour cette raison nos conclusions deviennent encore plus catégoriques : un rein en rétention aseptique n'influence pas défavorablement son congénère, la fonction urinaire continue d'être assurée, en grande partie ou totalement, par le rein sain, et l'organisme ne paraît souffrir nullement de ce nouvel état de choses.

·CHAPITRE III

INFLUENCES DES INFECTIONS UNILATERALES
DU REIN SUR LE REIN DU COTE OPPOSE

I⁰ Partie expérimentale.

Dans une première série de cas, nous avons produit des pyonéphroses fermées pour en étudier l'action sur l'autre rein. Nous
avons commencé par lier l'uretère gauche à 1 chien et à 1 lapin,
puis 8 à 12 jours après, dans un second temps, nous avons
infecté la poche pyélorénale, avec des cultures microbiennes.
Au chien 3, et au lapin 11, nous avons injecté dans le rein hydronéphrosé, une goutte d'une culture jeune de colibacille, diluée
dans 10 volumes d'eau. Chez 2 autres lapins (12 et 13) nous
avons procédé différemment. Dans la même séance opératoire,
nous avons lié l'uretère, et injecté du colibacille dans le bassinet du lapin 13, et du pus de furoncle, dilué dans l'eau distillée,
au lapin 12. Nous avons suivi dans ces cas, la technique indiquée par Gosset (29) dans sa thèse sur les pyonéphroses.

Dans une seconde série d'expériences, nous avons déterminé,
chez deux lapins (14 et 15), de la pyélonéphrite vraie, sans
rétention rénale. Pour cela, nous avons injecté directement dans
le bassinet, une goutte de culture de colibacille pure ; l'uretère
n'a pas été lié, mais nous avons légèrement malaxé le rein entre
les doigts, pour en favoriser l'infection, comme Albarran l'indique dans sa thèse. Nous avons réussi chaque fois, à provoquer
une pyélonéphrite unilatérale, mais il nous a été impossible
d'étudier la marche de la sécrétion urinaire du rein opposé, ne

pouvant recueillir séparément l'urine de chaque rein, chez des animaux d'aussi petite taille. Pour la même raison, nous n'avons pu étudier l'albuminurie du rein sain, ni rechercher ce symptôme dans les urines totales, à cause de la présence de pus. Dans ces deux cas, nous avons dû nous contenter, d'étudier l'influence de la pyélonéphrite unilatérale, sur l'état général de l'animal, et sur l'état anatomique du rein opposé.

1° **Influence des infections rénales unilatérales sur la sécrétion du rein opposé.** — Dans les deux premiers cas (chien 3, lapin 11), nous observons, pendant une première période, avant l'inoculation microbienne, la marche de l'élimination urinaire dans les hydronéphroses, avec abaissement de la quantité d'urine et d'urée pendant les premiers jours, puis élévation et retour rapide à la normale. Mais à partir du moment où la contamination pyélorénale est faite, la marche de la sécrétion urinaire est troublée, d'une façon assez notable.

Chez le chien 3 (courbe 5), nous voyons le jour de l'injection, l'urine et l'urée s'abaisser, probablement sous l'influence du choc opératoire, car pendant les 10 jours suivants, la quantité d'urine revient et reste à peu près à la normale ; seule, l'urée diminue légèrement, tandis que l'albuminurie augmente ; puis, dans les jours suivants, la quantité d'urine s'abaisse, et le taux de l'urée continue à décroître d'une façon progressive et très marquée. Quant à l'albuminurie, elle augmente peu à peu, jusqu'à la mort de l'animal qui survient le 23e jour ; il n'y avait que des traces d'albumine le jour de l'inoculation, 7 jours après, nous en trouvons 0,20, 13 jours après 0,45, le 20e jour 1 gr. par litre.

Chez le lapin n° 11, nous obtenons une courbe à peu près semblable (voir courbe 6). 5 jours après la ligature de l'uretère, l'urine et l'urée sont revenues au taux normal et y restent. Le 12e jour après la 1re intervention, on injecte du colibacille ; ce jour-là, la quantité d'urine et d'urée baisse notablement, sans doute sous l'influence du choc opératoire, puis revient au niveau normal et y reste à peu près pendant 6 jours. A partir de ce moment, il y a une décroissance rapide de l'urine et surtout de l'urée jusqu'à la mort. La recherche de l'albumine, qui avait été négative, même après la ligature de l'uretère, devient positive le 9e jour après l'infection microbienne ; puis, chaque jour sa quantité augmente, elle est de 0,15 la veille de la mort de l'animal, soit 28 jours après l'inoculation du colibacille.

Les lapins 12 et 13 se comportent un peu différemment, après la ligature et l'injection microbienne faites dans la même séance. Chez le lapin 12, (courbe 7). l'urine et l'urée sont pendant les 3 premiers jours à un niveau très bas, remontent à la normale et s'y maintiennent à peu près pendant 4 jours, mais tout de suite après s'abaissent rapidement. L'albumine est décélée au 6e jour ; au 13e il y a 0 gr. 20, au 33e il y a 0,40. Le lapin 13 se comporte d'une façon à peu près identique (voir courbe 8). Toutefois chez celui-ci, les quantités d'urine et d'urée, après l'injection microbienne faite au-dessus d'une ligature de l'uretère, ne revinrent jamais à la normale. L'animal eut bien une élévation de la quantité d'urine et d'urée les 6e, 7e, 8e et 9e jour, mais le niveau resta un peu inférieur à ce qu'il était avant l'opération. Dans les jours suivants, l'abaissement de l'urine et de l'urée est très marqué, et au 16e jour, l'animal est mourant. L'albuminurie, nulle avant l'opération, est de 0,10 cgr. par litre, le 7e jour, de 0,35 le 12e et de 0,60 le 16e.

Dans ces 4 cas, l'influence de l'infection d'un rein sur son congénère, semble donc avoir été nette ; elle s'est constamment traduite par une diminution de volume des urines, un abaissement marqué du taux de l'urée et l'apparition de l'albuminurie.

2° **Influence des infections rénales unilatérales sur l'état général.** — Dans tous les cas, et surtout dans les infections rénales avec rétention, l'état général des animaux fut atteint et l'amaigrissement marqué.

Le chien 3, pèse 6 kg. 200, au moment où on infecte son hydronéphrose ; 10 jours après, il pèse 5 kg. 500, 14 jours après 5 kg. 400, 18 jours après 5 kg. 200. Il meurt le 23e jour après l'injection et ne pèse plus alors que 4 kg. 950 (voir courbe 5).

Même diminution de poids chez les autres animaux ; le lapin 11 meurt au bout de 28 jours, son poids est tombé de 2 kg. 250 à 1 kg. 500. Le lapin 12 passe en 33 jours de 2 kg. 400 à

1 kg. 900 ; il est sacrifié mourant, pour pouvoir faire un bon exa_
men histologique de son rein droit. Le lapin 13 pesait le jour
de l'intervention 2 kg. 700 ; 17 jours après il ne pèse plus que
1 kg. 800 et est très malade ; on le tue pour pouvoir examiner
son rein droit au point de vue histologique, sans avoir de lésions
cadavériques (voir courbes 6, 7, 8).

Dans nos 2 cas de Pyélonéphrite expérimentale l'atteinte de
l'état général fut moins marquée, l'amaigrissement moins rapide,
la survie plus longue. Le lapin 14, sacrifié 3 mois après l'intervention, avait seulement diminué de 250 gr. Le lapin 15 conservé pendant 5 mois, n'avait perdu également que 250 gr. Au
moment où ils furent tués, ces animaux étaient encore vigoureux et bien portants.

3° **Influence des infections rénales unilatérales sur l'état
anatomique du rein opposé.** — *A l'examen macroscopique*, le
rein opposé, dans le cas de pyonéphrose de l'autre, paraît légèrement augmenté de volume et congestionné.

Chez le chien 3, le rein droit pèse 25 gr. ; il est de couleur
rouge violacée et présente, en plusieurs points de sa surface, de
petites hémorragies sous capsulaires. On constate qu'il se laisse
facilement décortiquer mais sous la capsule on remarque 4 ou 5
dépressions cicatricielles. A la coupe, la substance corticale
semble épaissie et très congestionnée. On ne voit pas de traces
d'infection à ce niveau. La substance médullaire est un peu pâle
et présente en deux ou trois points des stries jaunâtres parallèles
aux rayons médullaires, et qui sont des abcès en miniature. Le
bassinet ne contient pas de pus et n'est pas dilaté. Le rein gauche présente une pyonéphrose énorme de 180 gr. A l'intérieur
on trouve du pus franc dans le bassinet et des abcès gros comme
une noisette dans ce qui reste de tissu rénal. L'examen microbio-
logique fait voir des colibacilles, à l'état de pureté.

Le rein droit des lapins 11, 12, 13, présente les mêmes carac-
téristiques que chez le chien 3, il paraît légèrement hypertrophié, par comparaison avec les reins de lapins normaux de
même poids. Le rein du lapin 11 pèse 8 grammes, celui du lapin
12, 8 gr. 50, celui du lapin 13, 8 grammes, alors que chaque

rein d'un lapin sain semblable pèse seulement 7 gr. à 7 gr. 50. Seul, le rein droit du lapin 13 présentait, en plus, des lésions infectieuses visibles à l'œil nu, sous forme de petits abcès miliaires disséminés dans la substance corticale, et encore au stade de crudité. Chez ces 3 animaux, le rein gauche présentait une pyonéphrose typique, pesant 45 gr. chez le lapin 11, 60 gr. chez le lapin 12 et 40 gr. chez le lapin 13. Dans ces 3 cas il ne restait plus qu'une mince couche de substance corticale et dans celle-ci, on trouva de nombreux abcès.

Chez les 2 lapins 14 et 15, atteints de pyélonéphrite unilatérale sans rétention, le rein opposé se présente avec un volume à peu près normal et une coloration pâle. La coupe montre une substance corticale mince et confondue avec la substance médullaire. On ne trouve pas de noyaux infectieux dans le parenchyme, le bassinet est normal et ne contient pas de pus. Le rein gauche est petit, scléreux, adhérent, il pèse 5 gr. chez le lapin 14, et 4 gr. 25 chez le lapin 15. A la coupe, on voit que le bassinet est rempli de pus concret ; dans la substance médullaire on voit de la néphrite rayonnante typique et dans la substance corticale quelques petits abcès.

De ces faits, on peut tirer les conclusions suivantes : Le rein sain, dans les rétentions rénales infectieuses unilatérales, a peu ou pas de tendance à l'hypertrophie ; la différence avec l'augmentation rapide, constante et marquée du rein sain, dans les rétentions rénales aseptiques unilatérales, est frappante. Dans les pyélonéphrites simples, le volume du rein sain, n'a également aucune tendance à s'accroître. Gosset dans sa thèse est arrivé à des conclusions identiques : il admet que dans les pyonéphroses, l'hypertrophie du rein sain est peu marquée ou manque complètement.

De l'observation du chien 3 et du lapin 11, qui avaient subi préalablement à l'infection, une ligature de l'uretère, et qui avaient certainement, au moment de l'injection microbienne, une hypertrophie déjà marquée de leur rein sain, on peut même tirer la conclusion suivante, à savoir, que l'apparition du symptôme infection dans les rétentions rénales, nuit beaucoup à l'hypertrophie compensatrice de l'autre rein, et par son influence néfaste sur lui, arrive à la réduire dans des proportions notables.

L'examen microscopique du rein opposé a été fait suivant la technique déjà décrite.

Chez les animaux porteurs de pyonéphroses, nous avons trouvé des lésions nettes et constantes : Les glomérules sont augmentés de volume et légèrement tuméfiés ; le bouquet vasculaire est étroitement appliqué contre la capsule, sauf dans quelques cas, où il en est séparé par un exsudat fibrineux ou par une légère accumulation de globules rouges. Au niveau des tubes contournés, on remarque, au premier coup d'œil, certains tubes malades à côté d'autres tout à fait indemnes. Dans les premiers, on voit des cellules à protoplasma clair, avec de grandes vacuoles, un noyau mal coloré, vésiculeux, dans lequel il est difficile de distinguer les nucléoles et le filament chromatinien ; la bordure en brosse est plus ou moins nette mais généralement intacte. Entre les tubes, on remarque une infiltration leucocytaire assez marquée et constante ; les vaisseaux sont dilatés, béants et gorgés de sang. Ces examens ont surtout été faits sur les reins des lapins 12 et 13 qui avaient pu être fixés dans de bonnes conditions. Nous n'avons attaché aucune importance, aux examens histologiques des reins du chien 3 et du lapin 11 qui étaient morts spontanément, dont les autopsies n'avaient été faites, que 12 à 15 heures après la mort, et qui présentaient certainement des lésions cadavériques.

Chez les lapins 14 et 15. atteints de pyélonéphrite sans rétention, l'examen histologique, nous a fait voir des lésions analogues de l'épithélium des tubes contournés : protoplasma clair, vacuolaire, avec noyau mal coloré, et de l'infiltration leucocytaire intertubulaire ; mais les phénomènes de congestion glomérulaire et vasculaire n'ont pas été retrouvés.

Si l'on cherche à tirer une conclusion, de ces examens fonctionnels anatomiques et histologiques, on doit dire, que les faits observés, dans tous les cas d'infection rénale unilatérale avec ou sans rétention, sont très différents de ceux constatés dans les rétentions rénales aseptiques. Dans ces derniers cas, le rein opposé ne paraît pas défavorablement influencé ; il s'hypertrophie et assure rapidement, à lui seul, la fonction urinaire, pour un temps indéfini. L'infection d'un rein au contraire trouble la sécrétion et altère le parenchyme de la glande congénère, d'une façon constante et marquée ; la mort de l'animal en résulte dans un temps plus ou moins long.

II° **Partie clinique**.

Nous avons pu recueillir 7 observations d'infection rénale unilatérale, avec examen des urines de chaque rein, et faire ainsi l'étude de la valeur fonctionnelle du rein opposé à une infection rénale chez l'homme.

Observation 14 (*personnelle*). — Rose Chap. 34 ans. Pyonéphrose droite, volumineuse. Néphrectomie. Urines divisées par cathétérisme urétéral.

	Rein droit				Rein gauche			
	1re d.-h.	2e d.-h.	3e d.-h.	4e d.-h.	1re d.-h.	2e d.-h.	3e d.-h.	4e d.-h.
Quantités	0	0	6	15	5	80	185	135
Quantité totale	21 cmc.				405			
Urée au litre .	2.50				5.30			
Urée en c.t g.	0.05				2.15			
Chlor. au litre.	3.80				2.90			
Chlor. en c.t.g	0.08				1.17			
Albumine . .	2				0.20			
Glucose au litre	0				4.90			
Gluc. en c. t. g.	0				2			

Observation 15 (*personnelle*). — Marie Sar. 18 ans. Pyonéphrose droite chez une femme enceinte de 5 mois. Néphrectomie. Urines recueillies par cathétérisme urétéral.

	Rein droit				Rein gauche			
	1re d.-h.	2e d.-h.	3 d.-h.	4e d.-h.	1re d.-h.	2e d.-h.	3e d.-h.	4e d.-h.
Quantités . .	15	15	23	30	60	73	40	23
Quantité totale	83				196			
Urée au litre .	4.70				12.80			
Urée en c t. g.	0.39				2.50			
Chlor. au litre.	7.80				14.10			
Chlor. en c.t.g.	0.65				2.77			
Gluc. au litre.	0.30				17.10			
Gluc. en c.t.g.	0.024				3.35			
Albumine . .	10				0.25			

Observation 16 (*personnelle*). — Aut. Marie, 57 ans. Extrophie vésicale. Pyélonéphrite droite ayant presqu'entièrement détruit le rein. Néphrectomie. Urines recueillies directement par les orifices urétéraux.

	Rein droit	Rein gauche
Quantité.	40 cmc.	400
Urée au litre	1.30	10.20
Chlorures au litre. . .	5.10	5.90
Albumine	7	traces

Observation 17 (*personnelle*). — Mme Dem. 27 ans. Pyélonéphrite gauche à la suite d'une fistule urétéro-vaginale survenue après une hystérectomie abdominale pour rupture de l'utérus pendant le travail. Urines recueillies par cathétérisme urétéral, urines gauches recueillies dans le vagin à l'aide de tampons de coton, secs, retirés imbibés d'urine et exprimés. Néphrectomie.

	Rein droit	Rein gauche
Quantité.	375 cmc.	50
Urée au litre	12.50	3.85
Chlorures au litre. . .	12.50	4.10
Albumine	traces	traces

Observation 18 (*personnelle*). — Mme Boub. 45 ans. Pyélonéphrite droite, cathétérisme urétéral.

Examen histo-bactériologique.

Rein droit : dépôt abondant, nombreux leucocytes dégénérés. Quelques microbes.

Rein gauche : très faible dépôt, rares leucocytes, pas de microbes.

	1re demi-heure		2e demi-heure		3e demi-heure		4e demi-heure	
	R. d.	R. g.	R. d.	R. g.	R. d.	R. g.	R. d.	R. g.
Quantités. . . .	28	115	38	160	80	225	22	74
Urée au litre. . .	1.75	3 50	1.60	1.50	4.10	1.25	1.50	1 25
Urée en c. t. g. .	5	39	6	22	32	26	5	10
Glucose au litre. .	traces	traces	traces	traces	traces	traces	traces	traces
Glucose en c. t. g.	....	....	....	....	2	11	....	....
Δ.	30	42	29	22	60	19	28	18

Quantités totales éliminées.

	Rein droit	Rein gauche
Quantité totale. . .	168	574
Urée	0.48	0.97
Chlorures	0.70	1.29
Glucose	0.02	0.11
Albumine	0.50	traces
ΔV.	7.262	12.496

Observation 19 (*personnelle*). — M. Chaus. 42 ans. Pyonéphrose gauche. Néphrostomie. Cath. urét.

	1re demi-heure		2e demi-heure		3e demi-heure		4e demi-heure	
	R. d.	R. g.	R. d.	R. g.	R. d.	R. g.	R. d.	R. g.
Quantités	25	15	30	20	89	35	48	25
Urée au litre . . .	8.70	5.50	8.50	5.60	4.20	5.60	4.30	5.50
Urée en c. t. g. . . .	22	8	25	11	37	20	20	14
Glucose au litre. . .	0	0	2	0	2.50	1.60	2.20	1.75
Glucose en c. t. g. .	0	0	6	0	20	7	12	4
Δ	75	72	72	71	42	70	43	68

Quantités totales éliminées.

	Rein droit	Rein gauche
Quantité totale . . .	192	95
Urée	1.04	0.53
Chlorures.	0.75	0.57
Glucose	0.38	0.11
Albumine.	0.25 par litre	1.60 au litre
ΔV	9.675	6.660

Observation 20 (*personnelle*). — Mme May. Pyonéphrose droite cath. urét.

	1re demi-heure		2e demi-heure		3e demi-heure		4e demi-heure	
	R. d.	R. g.	R. d.	R. g.	R. d.	R. g.	R. d.	R. g.
Quantités. . .	quelques gouttes d'urine purulentes	26	quelques gouttes d'urine purulentes	75	quelques gouttes d'urine purulentes	300	quelques gouttes d'urine purulentes	158
Urée au litre .		16.65		5.95		1.60		2.20
Urée en c. t. g.		43		44		48		34
Glucose au litre.		4.90		8.45		1.35		1.10
Glucose en c. t. g.		12		63		40		17
Δ.		18		41		10		14

Quantités totales éliminées.

	Rein droit	Rein gauche
Quantité totale. .	quelques gouttes	559
Urée . . · . .	d'urine	1.70
Chlorures . . .	purulente	0.57
Glucose		1.34
Albumine . . .		traces notables
ΔV		2.500

Dans tous ces cas, on remarque d'une façon générale, que le fonctionnement du rein sain est bon ; plusieurs particularités sont cependant dignes de mention. Dans tous les cas, la concentration des urines de ce rein est relativement faible, le point cryoscopique quand il a été recherché (obs. 18, 19, 20) est bas, et la quantité d'urine émise en 2 heures plutôt élevée. D'après ces faits, on peut dire, que le rein sain, a tendance à faire de la polyurie. D'autre part, on note constamment de ce côté, une quantité d'albumine appréciable ; parfois la réaction à la polyurie expérimentale est faible (obs. 15, 19) ; et quelquefois aussi l'élimination de Glucose est basse (obs. 18 et 19).

De cet ensemble de symptômes, on peut déduire, que les infections rénales unilatérales retentissent, d'une façon appréciable, sur le rein du côté opposé ; l'état de souffrance de l'organe se traduit, par une tendance à faire de la polyurie, par l'abaissement du point cryoscopique, l'apparition de l'albumine, une faible réaction à la polyurie expérimentale et à la phlorydzine, tous signes qui indiquent une altération de la glande

CHAPITRE IV

INFLUENCES DE LA TUBERCULOSE RÉNALE UNILATÉRALE SUR LE REIN DU COTÉ OPPOSÉ

Nous nous sommes proposé, dans une séric d'expériences, sur le lapin, d'étudier la tuberculose rénale unilatérale, à plusieurs points de vue : nous avons d'abord recherché son influence sur la sécrétion et sur l'état anatomique du rein sain, puis son action sur l'état général, et enfin nous avons essayé de déterminer, si la tuberculose rénale unilatérale primitive, avait tendance à envahir l'autre rein et les autres organes de l'animal, ou à rester au contraire localisée à son foyer initial.

Pour ces recherches, nous avons produit des tuberculoses rénales unilatérales, chez le lapin, par divers procédés. Chez 3 animaux (lapins 17, 18, 19), nous avons inoculé, directement, dans le rein découvert et mis à nu, une culture pure de bacilles de Koch. Nous avons réussi dans ces 3 cas à provoquer une tuberculose rénale unilatérale. Chez 3 autres lapins (20, 21, 22), nous avons suivi la technique indiquée par Albarran, nous avons lié l'urctère et injecté au-dessus, dans le bassinet, des bacilles de Koch. Nous avons obtenu, dans ces trois cas, une grosse pyoné-phrose tuberculeuse. Chez 2 autres lapins (23-24), nous avons injecté une culture de bacilles de Koch directement dans l'artère rénale. Le lapin 24, dont on avait malaxé le rein entre les doigts, après l'injection microbienne, présenta une tuberculose rénale gauche typique ; mais chez le lapin 23, dont le rein n'avait pas été traumatisé, l'échec fut complet : l'animal sacrifié 2 mois 1/2 après l'inoculation, ne présentait pas traces de tuberculose du rein, ni d'aucun autre organe. Dans un autre cas, chez le lapin 16 on usa d'un autre procédé ; on fit, dans un premier temps, une ligature de l'uretère, puis 20 jours environ après, on injecta des bacilles de Koch dans la veine marginale de l'oreille ; on obtint ainsi, une énorme tuberculose massive du rein en rétention. En somme sur 9 expériences, 8 ont réussi et nous ont permis de faire les recherches que nous nous étions proposées.

Iº **Partie expérimentale**.

Iº **Influence de la tuberculose rénale unilatérale sur la sécrétion du rein opposé**. — Tous nos animaux ne purent être utilisés pour l'étude de cette question, à cause de l'impossibilité de recueillir isolément, l'urine de chacun de leurs reins. Seuls les animaux 20, 21, 22, auxquels on avait fait une ligature de l'uretère gauche, en même temps qu'une injection de bacilles de Koch furent observés à ce point de vue (voir courbes 9, 10, 11). Les urines de chacun de ces lapins, furent recueillies et exami‑ nées pendant 2 jours avant l'intervention, pour avoir une idée à peu près exacte, de leur formule urinaire, et pendant la plus grande partie de leur survie, après l'inoculation microbienne. Dans nos trois cas, la marche de la sécrétion urinaire est assez comparable. Chez les lapins 20 et 22, on observe dans les jours qui suivent l'intervention, un abaissement notable de la sécré‑ tion urinaire ; le niveau est très bas pendant les premiers jours, puis remonte peu à peu, mais reste pendant longtemps, jusqu'au 15e jour chez le lapin 20, et jusqu'au 20e jour chez le lapin 22, au-dessous du niveau normal. Le lapin 21, ne présente pas cette oligurie du début, car dès le 4e jour après l'intervention, ses urines atteignent leur niveau normal. Dans la suite, chez nos trois animaux, la sécrétion urinaire a tendance à augmenter, et la courbe des quantités d'urine indique une polyurie assez mar‑ quée : le lapin 20, qui secrétait 160 à 180 cm³ d'urine par jour, avant d'être opéré, fournit constamment une moyenne de 225 cm³ d'urine à partir du 25e jour, jusqu'au moment où il est sacrifié ; le lapin 21 avait 150 à 160 cm³ d'urine par jour à l'état normal, 15 jours après l'intervention sa quantité d'urine est de 200 cm³ et 25 jours après 250 cm³, mais à partir du 30ᵉ jour, il y a diminution progressive et rapide, jusqu'à la mort qui survient le 35ᵉ jour. Chez le lapin 22, on observe également, à partir du 25ᵉ jour, une tendance légère à la polyurie, et celle-ci persiste jusqu'à la mort de l'animal.

Dans nos trois cas, la marche de l'urée fut peu influencée par l'intervention ; on ne remarqua aucun changement notable, si ce n'est peut-être à la longue, une légère tendance à la diminution.

La recherche de l'albumine, pratiquée comparativement avant et après l'intervention, nous a permis de constater chez ces trois lapins, l'apparition d'une albuminurie légère ; le lapin 20, n'avait pas d'albumine avant l'inoculation de bacilles de Koch, au 15ᵉ jour, on en relève des traces, au 25ᵉ jour il y en a 0,10 par litre, au 40ᵉ jour il y en a 0,20, au 60ᵉ jour 0,25 et au 70ᵉ jour 0,20. Le lapin 21, présenta une albuminurie un peu plus marquée : nulle au début, elle était au 10ᵉ jour de 0,15, au 20ᵉ jour de 0,20 au 34ᵉ jour de 0,40. Chez le lapin 22, on note également une légère albuminurie : 0,10, au 20ᵉ jour, 0,25, au 50ᵉ jour, puis 0,30 au 90ᵉ jour. Le lapin 16, qui avait subi une ligature de l'uretère, ne présentait pas d'albumine 20 jours après cette première intervention ; ce n'est que 37 jours après l'inoculation de bacilles de Koch, que l'on relève des traces d'albumine, au 60ᵉ jour on en trouve seulement 0,10 centigrammes et au 75ᵉ jour 0,15. Dans ces quatre cas, où l'urine du rein sain put être examinée isolément, on constata toujours, une albuminurie légère, tardive et ayant peu tendance à la progression.

On peut conclure de ces observations, que la tuberculose rénale unilatérale, retentit un peu sur le rein du côté opposé : celui-ci a tendance, à la longue, à faire de la polyurie, et présente constamment une légère albuminurie. Ces deux symptômes indiquent l'un et l'autre un léger état de souffrance de l'organe, et permettent déjà de penser que le rein sain est légèrement altéré par son congénère tuberculeux.

**2° Influence de la tuberculose rénale unilatérale sur l'état

général. — Chez tous nos animaux sauf deux, on n'observa, après l'inoculation de bacilles de Koch, aucune altération notable de la santé, jusqu'au moment où ils furent sacrifiés. Deux animaux seulement sur neuf moururent dans un temps relativement court : l'un, le lapin 17, mourut au 12e jour, l'autre le lapin 21 au 35e jour. Chez tous nos animaux, la marche de l'état général fut appréciée par des pesées successives. Nous avons ainsi constaté, que pendant leur survie, la plupart des lapins en expérience, avaient augmenté de poids, parfois d'une façon très notable, sous l'influence d'un bon régime, malgré leur tuberculose rénale. C'est ainsi que le lapin 16, augmenta en 2 mois 1/2 de 600 gr. malgré une énorme tuberculose massive du rein gauche. Le lapin 18 progressa de 380 gr. en 58 jours, le lapin 20, de 250 gr. en 70 jours. Tous les autres animaux (19, 21, 22, 24) restèrent à peu près, au poids qu'ils occupaient avant l'intervention, ou augmentèrent un peu ; un seul diminua légèrement, c'est le lapin 17 mort au 12e jour avec une perte de poids de 100 gr. On voit d'après ces chiffres, que toutes les apparences d'une bonne santé, sont compatibles avec la tuberculose rénale, et que l'état général n'est pas influencé défavorablement par cette lésion, tout au moins tant que l'infection reste localisée, ce qui était le cas chez nos animaux.

Il nous a paru intéressant de rechercher, à l'autopsie de nos lapins, si le foyer de tuberculose locale que nous avions provoqué, avait infecté le reste de l'organisme. Sans parler ici de l'état du rein opposé, dont nous nous occuperons un peu plus loin, nous pouvons dire, que dans 5 cas sur 8, nous n'avons trouvé aucune trace de lésions tuberculeuses, dans un autre point du corps : les poumons, le foie, la rate, le péritoine des lapins 18, 20, 21, 22, 24 étaient absolument indemnes et le foyer tuberculeux purement unirénal. Chez le lapin 16, on trouva quelques petits tubercules dans le foie, et chez les lapins 17 et 19, des lésions tuberculeuses assez étendues au niveau du péritoine. Dans ces deux derniers cas, cette extension de l'infection est probablement due à une mauvaise technique, car ces 2 lapins ont été inoculés par injection directe dans le rein, et par ce procédé, il est impossible d'éviter la contamination péritonéale, puisque le rein du lapin est tout entier intra-péritonéal. En somme sur 8 expériences, on ne voit que 3 fois, des foyers secondaires consécutifs à la tuberculisation du rein, et encore dans 2 cas (lapins 17, 19), la technique employée peut être fortement accusée. On peut donc conclure de ces faits, que la tuberculose rénale primitive, a peu de tendance à la diffusion, et reste dans la plupart des cas une lésion purement locale.

3° **Influence de la tuberculose rénale unilatérale sur l'état anatomique du rein opposé.** — A l'examen macroscopique, nous avons constamment observé, chez nos animaux d'expérience, une hypertrophie assez notable du rein sain. Chez le lapin 16, du poids de 2 kg. 500 le rein droit pèse 10 gr. ; chez le lapin 20 du poids de 2 kg. 650 et chez le lapin 21 du poids de 2 kg. 500, il pèse 9 gr. 50 ; chez le lapin 18 du poids de 2 kg. 300, chez le lapin 22 du poids de 2 kg. 500 et chez le lapin 24 du poids de 2 kg. 100 il pèse 9 gr. ; enfin chez le lapin 19 du poids de 2 kg. il pèse 8 gr. 50. Si l'on tient compte dans l'appréciation de ces résultats, du poids respectif de chaque animal on voit qu'il y a toujours une augmentation de 1 à 2 gr. environ. Si cette hypertrophie compensatrice n'est pas aussi élevée qu'après la néphrectomie et la ligature de l'uretère, elle n'en est pas moins manifeste et constante. Peut-être, pourrait-on penser, que chez plusieurs de ces animaux (16, 20, 21, 22) qui étaient en même temps que tuberculeux, porteurs d'une ligature de l'uretère, celle-ci a joué un rôle important dans l'hypertrophie compensatrice ; mais si l'on observe comparativement les animaux 18, 19, 24, qui furent infectés, les deux premiers par injection directe dans le rein et le dernier par injection dans l'artère rénale, on voit que l'hypertrophie du rein sain est aussi marquée dans ces cas que dans les autres.

A l'observation directe, nous avons fait une autre constatation importante. Chez la plupart de nos animaux, le rein opposé se présentait avec un aspect normal ; nous n'avons trouvé que 2 fois sur 8 cas des lésions tuberculeuses de ce rein. Chez le lapin 19 nous avons observé au niveau de l'écorce du rein droit 3 tubercules miliaires au stade de crudité et chez le lapin **21, 5** tubercules semblables. A part cela, le rein de ces animaux paraissait normal, et il fallut des coupes répétées et soigneusement observées, pour y découvrir ces quelques lésions bacillaires. Dans tous les autres cas, soit sur 6 animaux, dont la plupart furent gardés assez longtemps, pendant 2 à 3 mois, nous n'avons trouvé malgré des recherches soigneuses, aucune trace de lésions tuberculeuses, visibles à l'œil nu, et chez tous ces animaux le rein droit se présentait avec des apparences absolument normales.

L'examen microscopique fut fait, pour chaque animal, sur plusieurs coupes fixées et colorées par les divers procédés que nous avons décrits plus haut ; nous n'avons tenu aucun compte de l'observation des coupes des lapins **17** et **21** morts spontanément et chez lesquels il pouvait y avoir des lésions cadavériques. De même, pour éviter les causes d'erreur dans nos appréciations, nous n'avons pas tenu compte de l'observation des coupes du lapin **19**, qui présentait au niveau du rein droit, des foyers secondaires de tuberculose. Nous nous sommes surtout appuyés, pour notre étude microscopique, sur l'examen des reins des animaux **16, 18, 20, 22, 24**, qui vécurent 2 à 3 mois avec toutes les apparences de la bonne santé et dont on put observer les reins dans de bonnes conditions. Les faits que nous avons constatés dans tous ces cas, sont assez comparables, pour être groupés dans une description unique :

Plusieurs notions générales se dégagent de l'examen d'ensemble de ces coupes : d'abord la légèreté des lésions microscopiques, puis leur constance (nous les avons retrouvées dans tous les cas) et enfin leur diffusion topographique, c'est-à-dire dans tous les points du rein. Nous avons toujours noté, du côté de l'épithélium des tubes contournés, quelques lésions légères : sur quelques points du rein que la coupe porte, on trouve au niveau de la substance corticale, des tubes malades au milieu d'un grand nombre absolument sain. Les tubes pathologiques se montrent avec une coloration plus claire, les cellules sont basses et à contours indistincts, le protoplasma ne contient presque pas de granulations et présente des vacuoles ; le noyau est petit, mal coloré, trouble, on n'y reconnaît plus ou à peine les éléments constituants, filament et nucléoles. La bordure en brosse persiste et est en général intacte ; la basale ne nous a pas paru modifiée. Nous n'avons jamais rencontré de cylindres dans l'intérieur des tubes ; au niveau des anses de Henle et des tubes collecteurs, nous n'avons relevé aucune lésion. Au niveau des glomérules, nous n'avons pas retrouvé les altérations décrites par Raymond et Hulot et par Salomon (30, 31), et en particulier, nous n'avons jamais vu de réaction fibreuse périglomérulaire ; la seule lésion que nous ayons constatée et encore assez rarement, c'est une légère congestion glomérulaire et.parfois une petite hémorragie dans la capsule de Bowman. Nous avons rencontré, dans quelques cas, une légère infiltration leucocytaire intertubulaire, mais jamais de lésions scléreuses interstitielles nettes. Les vaisseaux paraissent constamment atteints et assez profondément : les artères présentent un peu d'endartérite et surtout de la périartérite, les veines sont gorgées de sang, dans quelques points on voit des hémorragies interstitielles.

En somme d'après ces examens anatomiques et histologiques, on peut dire que le rein opposé à une tuberculose rénale unilatérale est très peu touché ; ces faits concordent avec ceux que nous avons notés au point de vue fonctionnel et à propos de la marche de l'état général, si bien que la conclusion qui se dégage de cet ensemble d'observations, c'est que la tuberculose rénale unilatérale retentit très peu sur le rein opposé, et que celui-ci au point de vue anatomique histologique et physiologique est à peu près normal, et par là même en mesure d'assurer à lui seul la fonction rénale. Si l'on compare entre elles, les lésions observées sur le rein sain, dans le cas de tuberculose et dans celui d'infection de l'autre rein, on note une différence assez marquée : dans la tuberculose les lésions sont plus légères, ce qui semblerait indiquer que les poisons tuberculeux sont moins virulents et moins nocifs que les toxines des microbes de la suppuration banale.

II° **Partie clinique.**

Nous avons recueilli 5 observations de tuberculose rénale unilatérale. L'examen des urines, séparées par le cathétérisme urétéral, nous a permis d'étudier le rein sain, au poiut de vue fonctionnel.

Observation 21 (*personnelle*). — M. Pail, 33 ans, tuberculose rénale droite. Néphrectomie.

	Rein droit				Rein gauche			
	1re d.-h.	2e d.-h.	3e d.-h.	4e d.-h.	1re d.-h.	2e d.-h.	3e d.-h.	4e d.-h.
Quantités . .	9	41	42	18	15	38	44	18
Quantité totale	110 cmc.				115			
Urée au litre .	7.70				19.80			
Urée en c. t. g	0.85				2.27			
Chlor. au litre.	7.50				10.20			
Chlor. en c.t.g.	0.82				1.17			
Glucose au litre	4.90				14.60			
Gluc. en c t. g.	0.54				1.68			
Albumine . .	pus et sang				0.20			

Observation 22 (*personnelle*). — Marie Gre. 20 ans. Tubercu-rénale droite. Néphrectomie.

Examen histo-bactériologique.

Rein droit : dépôt abondant, nombreux leucocytes dégénérés, bacilles de Koch.

Rein gauche : peu de dépôt, rares leucocytes, pas de bacilles de Koch.

	1re demi-heure		2e demi-heure		3e demi-heure		4e demi-heure	
	R. d.	R. g.	R. d.	R. g.	R. d.	R. g.	R. d.	R. g.
Quantités . .	35	8	75	32	95	189	36	39
Urée au litre .	3.70	23.70	1.50	16.60	1.20	3.40	2.50	6.20
Urée en c. t. g.	12	42	8	17	13	61	9	40
Glucose . . .	12	18	15	24	25	106	7	57
Chlorures . .	10	12	8	13	12	20	10	10

Quantités totales éliminées.

	Rein droit	Rein gauche
Quantité totale	241	268
Urée	0.42	1.60
Chlorures.	0.40	0.55
Glucose	0.59	2.05
Albumine.	0.60	0.80 (sang)

Observation 23 (*personnelle*). — Marthe Leh. 18 ans. Tuberculose rénale droite. Néphrectomie.

	1ʳᵉ demi-heure		2ᵉ demi-heure	
	R. d.	R. g.	R. d.	R. g.
Quantités.	32	35	41	56
Urée au litre. . . .	6.10	9.7	5.8	8.7
Urée en c. t. g.. . .	19	33	23	48
Chlorures au litre . .	9	13.9	8.3	13.4
Chlorures en c. t. g. .	28	48	34	75
Glucose au litre. . .	2.45	4.40	1.95	3.15
Glucose en c. t. g.. .	7	16	8	17
Δ	80	129	76	120

Quantités totales éliminées.

	Rein droit	Rein gauche
Quantité totale .	73	91
Urée.	0.43	0.82
Chlorures . . .	0.62	1.23
Glucose. . . .	0.15	0.34
Albumine . . .	0.50 au litre	0.10
Δ.	5.676	11.235

Observation 24 (*personnelle*). — M. Croiz, 35 ans, tuberculose rénale gauche, néphrectomie.

	Rein droit	Rein gauche
Quantité totale . .	180	64
Urée au litre . . .	14.10	11.50
Urée en c. t. g . . .	2.55	0.75
Chlorures au litre .	11.30	6.50
Chlorures en c. t. g. .	2.03	0.41
Glucose au litre . .	8.50	2.20
Glucose en c. t. g. .	1.53	0.15
Albumine	0.25 au litre	3 au litre

Observation 25 (*personnelle*). — M. Gat., 37 ans. Tuberculose rénale gauche. Néphrectomie.

Examen histo-bactériologique.

Rein gauche : dépôt abondant, nombreux leucocytes, pas de microbes.

Rein droit : pas de dépôt, rares leucocytes, pas de microbes.

Maugeais   4

	Rein droit	Rein gauche
Quantité totale. .	50	80
Urée.	29.45	15.65
Chlorures . . .	17.60	6.40
Albumine . . .	traces	0.30 au litre

Dans ces cinq cas, nous observons du côté du rein sain, des résultats tout à fait comparables, traduisant un bon fonctionnement de la glande. Le volume des urines, le degré de concentration, le point cryoscopique (obs. 23) et le poids des substances éliminées, sont en proportions normales ; seule, l'albuminurie légère, que l'on trouve dans les observations 22, 23, 24, 25, traduit un léger degré de souffrance de l'organe. Albarran, qui a présenté au dernier congrès d'urologie, une étude soigneuse, des lésions du rein du côté opposé, dans la tuberculose chirurgicale unilatérale, arrive à des conclusions semblables : sur 60 malades observés à ce point de vue, il a observé dans la majorité des cas, des lésions du rein du côté opposé, non spécifiquement tuberculeuses ; presque toujours il s'agit d'albuminurie simple des tuberculeux. Il a trouvé fréquemment, 10, 20, 30 centigrammes d'albumine, quelquefois 0,50 à 0,60, une seule fois 1 gr. L'albuminurie est ordinairement le seul symptôme qui décèle l'atteinte du rein, très rarement, dans 2 cas seulement, il a trouvé des cylindres hyalins et granuleux. Assez souvent, il a noté, dans les urines isolées du rein opposé, quelques leucocytes. En somme, d'après Albarran, ces reins fonctionnent bien, ils obéissent à la polyurie expérimentale, éliminent bien le sucre dans l'épreuve de la phlorydzine et le bleu de méthylène.

Nous basant sur ces faits, qui concordent entièrement avec les résultats de nos expériences, nous pouvons conclure que la tuberculose rénale unilatérale retentit très peu sur le rein du côté opposé ; la légère albuminurie que l'on trouve fréquemment, semble due à l'élimination de toxines tuberculeuses et n'indique nullement une localisation secondaire de tuberculose. Chez l'homme, comme chez l'animal, la tuberculose rénale a peu de tendance à envahir le côté opposé, puisque, d'après les statistiques d'Albarran, les lésions ne sont bilatérales que dans 15 à 20 0/0 des cas.

CHAPITRE V

INFLUENCES DE LA LITHIASE RÉNALE UNILATÉRALE
SUR LE REIN DU COTÉ OPPOSE

Au début de ce chapitre, nous devons faire remarquer, que la lithiase rénale est très souvent bilatérale. D'après Legueu (2), on trouverait dans 50 0/0 des cas, des calculs des deux côtés. C'est une proportion considérable, mais qui est au-dessous de la vérité, si l'on tient compte, non seulement de la présence de calculs, mais de toutes les lésions dues à la lithiase, au niveau des reins ; dans presque tous les cas, les lésions sont bilatérales, si l'on sait les rechercher, et il n'y a le plus souvent, qu'une différence de degré, suivant les côtés. Cette bilatéralité des lésions s'explique facilement, par la cause même de la lithiase, affection générale, diathèse, produisant une altération de la composition du sang, et dont les mauvais effets se font, évidemment, sentir sur les deux glandes. Ebstein et Nicolaïer (32) sont venus éclairer cette notion, par une série d'expériences, dans lesquelles ils montrent. que l'acide urique en excès, est un véritable poison, qui détermine, par son élimination, la nécrose et la desquamation de l'épithélium des canalicules urinaires. Albarran a signalé, depuis longtemps, des faits analogues, chez l'homme, et il a décrit, sous le nom de néphrite diathésique, des lésions à peu près constantes, non seulement du rein calculeux, mais aussi du rein opposé.

Nous avons pu recueillir 8 observations de calcul du rein, dans lesquelles l'examen des urines séparées par le cathétérisme urétéral, a été fait :

Observation 26 (*personnelle*). — M. Lanc. Calcul du rein gauche. Néphrolithotomie.

	1re demi-heure		2e demi-heure		3e demi-heure		4e demi-heure	
	R. d.	R. g.	R. d.	R. g.	R. d.	R. g.	R. d.	R. g.
Quantités . . .	26	39	42	36	109	146	118	75
Urée au litre . .	11.90	8.95	7.70	9.50	3.75	3.60	2 95	2.40
Urée en c. t. g. .	30	34	32	34	40	52	34	18
Chlorures au litre.	11	8.70	7	9	2.90	2.80	2.50	2.10
Chlorures en c.t.g.	28	33	29	32	31	50	29	15
Glucose au litre .	8.20	1.70	11	12.95	2.60	3.65	1.30	2.45
Glucose en c. t. g.	21	6	46	46	28	53	15	18
Δ	140	106	98	120	40	38	32	29

Quantités totales éliminées.

	Rein droit	Rein gauche
Quantité totale . . .	295	296
Urée	1.38	1.39
Chlorures	1.19	1.32
Glucose	1.11	1.25

Observation 27 (*personnelle*). — Mme Mor., 58 ans. Calcul du rein gauche. Néphrolithotomie.

	Rein droit				Rein gauche			
	1re d.-h.	2e d.-h.	3e d.-h.	4e d.-h.	1re d.-h.	2e d.-h.	3e d.-h.	4e d.-h.
Quantités . .	10	8	25	12	0	0	2	8
Quantité totale.	55				10			
Urée	15.40				6.40			
Chlorures . .	6.40				6.20			
Glucose . . .	14.60				0			
Albumine . .	0.50 au litre				1.50 au litre			

Observation 28 (*personnelle*). — Mme Poit. Calcul du rein gauche. Néphrolithotomie.

	Rein droit	Rein gauche
Urée au litre	32	19.34
Chlorures au litre . .	1.40	3.50
Albumine	0.20	0.60

Observation 29 (*personnelle*). — M. Par., 55 ans. Calcul du rein droit. Néphrolithotomie.

	Rein droit	Rein gauche
Urée au litre	10.24	28.10
Albumine	0.40	traces

Observation 30 (*personnelle*). — Mme Lam. Calcul du rein gauche. Néphrolithotomie.

| | 1re demi-heure | | 2e demi-heure | | 3e demi-heure | | 4e demi-heure | |
	R. d.	R. g.	R. d.	R. g.	R. d.	R. g.	R. d.	R. g.
Quantités . . .	130	143	165	176	117	126	65	72
Urée au litre . .	1	1	0.80	0.80	1.10	1.10	2.20	1.90
Urée en c. t. g. .	13	14	13	14	12	13	14	13
Chlorures au litre.	2.40	2.10	1.80	1.80	2.80	2.80	4.60	4.40
Chlorures en c.t.g.	31	30	29	31	32	35	29	29
Glucose au litre .	4	3.90	2.95	2.20	1.45	1.10	0.45	0.75
Glucose en c. t. g.	52	55	48	38	17	13	5	5
Δ	28	26	21	20	30	30	46	42

Quantités totales éliminées.

	Rein droit	Rein gauche
Quantité totale . . .	477	517
Urée	0.53	0.56
Chlorure	0.123	0.127
Glucose.	1.22	1.13
Albumine	néant	néant
ΔV	13.605	14.042

Observation 31 (*personnelle*). — Mme Quem. 38 ans. Calcul du rein droit.

Examen chimique des urines divisées par cath. urét.

| | 1re demi-heure | | 2e demi-heure | | 3e demi-heure | | 4e demi-heure | |
	R. d.	R. g.	R. d.	R. g.	R. d.	R. g.	R. d.	R. g.
Quantités. . . .	10.5	8	24	9	96	22	36	12.5
Urée au litre . .	8.58	16.50	6.60	17.80	3.30	15.20	3.96	13.47
Urée en c. t. g .	9	13	15	16	31	33	14	16
Glucose au litre .	0	2.50	10	50	3.84	20	2.08	10
Glucose en c. t. g.	0	2	24	45	35	44	7	12
Δ	72	220	64	260	28	144	32	120

Quantités totales éliminées.

	Rein droit	Rein gauche
Quantité totale	166.5	51.5
Urée	0.69	0.78
Glucose	0.66	1.03
Albumine.	traces	traces

Observation 32 (*personnelle*). — M. Car. Calcul du rein gauche :

Quantités totales éliminées.

	Rein droit	Rein gauche
Quantité totale. . .	318	296
Urée	2.08	1.90
Chlorures	1.38	1.33
Glucose	1.29	1.23
Albumine	0.10	2
ΔV	19.499	18.207

Observation 33 (*personnelle*). — Mlle Car. Calcul du rein droit.

Quantités totales éliminées pendant 2 heures.

	Rein droit	Rein gauche
Quantité totale. . .	164	141
Urée	1.33	1.24
Chlorures	0.90	0.97
Glucose	1.03	0.29
Albumine	0.30	0.40
ΔV.	12.195	11.593

Les examens précédents nous montrent, constamment, un fonctionnement médiocre du rein opposé au calcul ; nous trouvons, dans certaines observations, (26, 30, 32) un fonctionnement absolument parallèle des 2 reins, indiquant, que, s'il y a un calcul d'un seul côté, le rein opposé n'en est pas moins atteint, aussi profondément que le rein calculeux. Dans les autres observations, (27, 28, 29, 31 et 33), le rein opposé est meilleur que le rein calculeux, mais, dans aucun cas, il n'est indemne, car il présente constamment une albuminurie légère, et souvent une faible réaction à la polyurie (obs. **27** et **31**) et à la phlorydzine (obs. **24**). Dans tous les cas, le rein opposé nous paraît donc lésé, au moins légèrement, c'est une notion importante à connaître, pour expliquer la pathogénie de l'anurie calculeuse et de la gravité opératoire des interventions dans la lithiase rénale.

Albarran, qui a pu étudier, anatomiquement et histologiquement, des reins lithiasiques, dit, que dans les cas de calculs rénaux, l'autre rein est habituellement hypertrophié mais cette hypertrophie est minime et sa disposition irrégulière. On trouve un rein augmenté de volume, mais présentant, presque toujours, à l'œil nu, des traces évidentes de sclérose rénale partielle. Au microscope, on constate facilement que dans certains points il y a de la sclérose, et que dans d'autres les canalicules sont plus larges et les glomérules augmentés de volume. En somme, il y a à la fois, un mélange d'hypertrophie et de sclérose ; ces reins sont atteints de lésions, qui reconnaissent pour cause l'élimination irritante de l'urine, dont la composition est modifiée, par le mauvais état de la nutrition du malade ; il y a dans ces cas une véritable néphrite diathésique.

Dans la lithiase, on observe assez fréquemment des crises d'anurie de durée et de gravité variables, pour lesquelles diverses explications pathogéniques ont été proposées. Laissant de côté les faits d'anurie calculeuse dans un rein unique, qui ne rentrent pas dans le cadre de notre sujet, nous avons à envisager des cas d'anurie avec obstacle urétéral d'un seul côté ou des deux côtés, et des cas d'anurie sans obstacles urétéraux.

Pour les premiers faits, une théorie mécanique a été défendue par Legueu, Vailhen, Albertin. Ces auteurs croient qu'il y a anurie, parce que un calcul obstrue l'uretère d'un côté, et que le rein du côté opposé était avant la crise d'anurie, fonctionnellement détruit ; depuis longtemps, pour ces auteurs, le malade ne vivait qu'avec un seul rein, un calcul vient obstruer l'uretère du bon rein, l'anurie en résulte.

On peut d'abord reprocher à cette théorie, de ne pas élucider

la pathogénie des cas nombreux d'anurie calculeuse, sans obstacle urétéral, mais de plus cette explication est insuffisante
même dans les faits où un calcul est resté enclavé dans l'uretère,
car dans ce cas, l'occlusion de l'uretère n'est généralement pas
complète, et jamais, d'autre part, quand on pratique une
néphrotomie du côté obstrué, on ne trouve de rétention d'urine
dans le bassinet. S'il y a anurie, c'est donc bien parce que le
rein ne fabrique plus d'urine, et non parce que les voies d'excré-
tion sont obstruées, même quand il y a un calcul dans chaque
uretère.

Une seule cause paraît susceptible d'expliquer la brusquerie
du début de l'anurie, la suppression complète de la sécrétion
urinaire, et le retour spontané ou thérapeutique de la fonction,
c'est une cause nerveuse. Il s'agit probablement d'un réflexe
provoqué par le calcul au niveau du rein, du bassinet ou de
l'uretère, ayant pour résultat l'inhibition, l'arrêt de fonctionnement du rein du côté correspondant et du rein du côté opposé.
Cette explication, quoique hypothétique, est encore la meilleure
que nous possédions actuellement, et elle peut s'appliquer à tous
les cas d'anurie calculeuse.

CHAPITRE VI

INFLUENCES DU CANCER DU REIN SUR LE REIN DU COTÉ OPPOSÉ

Nous avons pu recueillir 9 observations de cancer du rein. Dans tous ces cas, nous avons étudié la valeur fonctionnelle du rein opposé à la lésion. et une fois (obs. 42), la malade étant morte peu de temps après la néphrectomie, nous avons pu faire l'examen anatomique et histologique du rein resté seul. En joignant à ce cas personnel, 4 observations semblables publiées par Albarran, nous aurons des documents suffisants, pour étudier l'influence d'un rein cancéreux, sur la fonction et sur l'état anatomique du rein sain. Dans quelques observations (34, 39, 40, 41, 42) nous avons particulièrement examiné les malades, au point de vue de leur état général, de telle sorte que nous pourrons faire également, une petite étude du retentissement du cancer du rein, sur l'état général.

Observation 34 (*personnelle*). — M. Quer. 59 ans. Cancer du rein gauche très volumineux, adhérent, inopérable. Malgré cette tumeur et des hématuries fréquentes, l'état général du malade est bon ; il n'a pas maigri, et aucun de ses appareils ne paraît avoir souffert de la présence du néoplasme. Examen des urines divisées par le cathé. urét.

	Rein droit				Rein gauche			
	1re d.-h.	2e d.-h.	3e d..h.	4e d.-h.	1re d.-h.	2e d.-h.	3e d.-h.	4e d.-h.
Quantités . .	12	33	25	12	9	11	10	6
Quantité totale.		82					35	
Urée au litre .		17.90					20.20	
Urée en c. t. g .		1.47					0.70	

	Rein droit				Rein gauche			
	1re d.-h.	2e d.-h.	3e d.-h.	4e d.-h.	1re d.-h.	2e d.-h.	3e d.-h.	4e d.-h.
Chlor. au litre.	13.10				5.10			
Chlor. en c.t.g .	0.97				0.18			
Glucose au litre.	8.55				2.45			
Gluc. en c.t.g.	0.70				0.08			
Albumine . .	0.30				sang			
	(pas de cylindres)				(pas de cylindres)			

Observation 35 (*personnelle*).. — M. Dum. 63 ans. Cancer du rein gauche. Ce rein est gros, bas, peu mobile, et présente une bosselure grosse comme le poing. Examen des urines séparées par cathétérisme urétéral.

Examen histo-bactériologique.

Rein droit : quelques hématies, quelques leucocytes ; cylindres hyalins et semi-cireux en nombre assez élevé, pas de microbes.

Rein gauche : nombreuses hématies, quelques leucocytes, cylindres nombreux, pas de microbes.

Examen chimique :

	1re demi-heure		2e demi-heure		3e demi-heure		4e demi-heure	
	R. d.	R. g.	R. d.	R. g.	R. d.	R. g.	R. d	R. g.
Quantités . .	32	35	36	39	26	23	20	22
Urée au litre .	13.30	13.50	13.20	13	13.50	13.80	12.80	13.30
Urée en c. t. g.	42	50	47	52	37	32	24	25
Glucose au litre.	10.50	5.50	14.30	13.60	7.50	7.50	3.50	4
Glucose en c.t.g.	32	24	52	52	24	22	10	10
Δ	95	92	92	90	93	98	88	92

Quantités totales éliminées

	Rein droit	Rein gauche
Quantité totale. .	114	119
Urée	1.50	1.53
Chlorures	0.68	0.72
Glucose	1.15	1.08
Albumine . . .	0.40	forte quantité
Δ	10.613	11.076

Observation 36 (*personnelle*). — M. Bau. Cancer du rein gauche, très gros et bas situé.

Le rein gauche n'a rien donné pendant les deux heures de cathé. urét.

Examen histo-bactériologique.

Rein droit : pas de cylindres ni de leucocytes, ni de microbes.

Examen chimique.

	1re demi-heure R. d.	2e demi-heure R. g.	3e demi-heure R. d.	4e demi-heure R. g.
Quantités . . .	110	120	207	175
Urée au litre .	7.60	6.20	4	4.50
Urée en c. t. g.	83	76	79	80
Glucose au litre	11	25	9.10	4
Glucose en c.t.g.	3.00	1.9	0.72	0.15
Δ	115	100	60	48

Quantités totales éliminées.

	Rein droit	Rein gauche
Quantité totale	612	n'a
Urée	3.18	pas
Glucose.	5.77	donné
Albumine.	0	d'urines

Observation 37 (*personnelle*). — M. Gom. Cancer du rein droit, occupant les 3/4 inférieurs du rein, Néphrectomie transpéritonéale. Mort le lendemain.

Examen histo-bactériologique.

Rein droit : Nombreuses hématies, quelques leucocytes, quelques cylindres.

Rein gauche : quelques hématies, rares leucocytes, pas de cylindres.

Examen chimique.

	1re demi-heure R. d.	R. g.	2e demi-heure R. d.	R. g.	3e demi-heure R. d.	R. g	4e demi-heure R. d.	R. g.
Quantités . . .	10	45	5	54	16	145	16	122
Urée au litre . .	14.60	15	14.60	12	5.80	6.10	4.90	5.20
Urée en c. t. g. .	22	65	22	68	8	87	6	66
Glucose au litre .	10.80	12.20	10.80	14.50	2.50	4	1	2.50
Glucose en c. t. g.	16	54	16	80	4	60	1	30
Δ	120	120	120	118	40	45	32	36

Quantités totales éliminées.

	Rein droit	Rein gauche
Quantité totale . . .	47	366
Urée	0.58	2.86
Glucose.	0.37	2.24
Albumine	0.20 au litre	0.10 au litre
ΔV	2.908	22.113

Observation 38 (*personnelle*). — Mme Seb , 56 ans. Cancer du rein droit inopérable.

Examen histo-bactériologique.

Rein droit : quelques hématies, quelques leucocytes ; nombreux cylindres granuleux, pas de microbes.

Rein gauche : quelques hématies, quelques leucocytes, quelques cylindres granuleux, pas de microbes.

Examen chimique.

	1re demi-heure		2e demi-heure		3e demi-heure		4e demi-heure	
	R. d.	R. g.	R. d.	R. g.	R. d.	R. g.	R. d.	R. g.
Quantités . . .	85	21	40	35	45	46	22	25
Urée au litre . .	4.10	5.20	3.40	3.70	2.60	2.70	3.30	3.60
Urée en c. t. g. .	34	10	13	12	11	12	9	9
Chlorures au litre	1.10	1.20	0.90	0.90	0.80	0.80	0.90	0.90
Chlorures en c.t.g.	9	2	3	3	3	3	2	2
Glucose au litre .	0.50	4.80	2 15	3.90	1.45	1.70	0.73	0.90
Glucose en c. t. g.	4	10	8	13	6	7	2	2
Δ	30	35	24	26	18	18	22	24

Quantités totales éliminées.

	Rein droit	Rein gauche
Quantité totale . . .	200	127
Urée.	0.70	0.45
Chlorures	0.19	0.11
Glucose.	0.21	0.33
Albumine	2.50 au litre	4 gr. sang.
ΔV	5.080	3.073

Observation 39 (*personnelle*). — M. Ren , 64 ans. Cancer du rein droit peu volumineux, mais causant des troubles, hématuries fréquentes, douleurs lombaires depuis 4 ans. Malgré cela, l'état général du malade est excellent.

Examen histo-bactériologique des urines divisées par cathé-urét.

Rein droit : quelques cellules épithéliales, quelques hématies, pas de cylindres.

Rein gauche : Quelques cellules épithéliales, pas de cylindres.

	1re demi heure		2e demi-heure		3e demi-heure		4e demi-heure	
	R. d.	R. g.	R. d.	R. g.	R. d.	R. g.	R. d.	R. g.
Quantités . . .	18	7	16	0	16	75	17	100
Urée au litre . .	10.80	4	6.50	0	5.80	5.20	5.80	5.20
Urée en c. t. g. .	18	3	9	0	10	38	12	54
Glucose au litre .	0	0	1.50	2.50	1.50	2.60	1.50	4
Glucose en c. t. g.	0	0	3	8	3	9	3	15

Quantités totales éliminées.

	Rein droit	Rein gauche
Quantité totale . . .	67	182
Urée	0.49	0.95
Glucose.	0.09	0.42
Albumine.	0.40 au litre	0.20
ΔV	4.690	14.196

Observation 40 (*personnelle*). — M. Del. 35 ans. Cancer du rein gauche ; très volumineux gros comme le poing. La première hématurie remonte à 2 ans. L'état général est parfaitement conservé. Néphrectomie par voie lombaire, on trouve un volumineux néoplasme occupant les 2/3 inférieurs du rein. Au point de vue histologique, c'est un hypernéphrome typique. Guérison.

Examen histo-bactériologique.

Rein droit quelques hématies, quelques cylindres.

Rein gauche : hématies et cylindres nombreux.

Examen chimique : Quantités totales éliminées.

	Rein droit	Rein gauche
Quantité totale. . .	89	78
Urée.	1.75	1.36
Albumine	1 gr. au litre	3.80
Glucose	petite quantité	0
ΔV	23.496	20.124

Cette ilimination de glucose paraissant anormalement faible, on fait les jours suivants une nouvelle injection de phlorydzine. La 1re miction recueillie une heure 1/2 après l'injection donne :

Quantité d'urine 282.

Glucose au litre 0.70.

2e miction 1 heure 1/2 après la 1re, donne :

Quantité d'urine 112.

Glucose au litre 2.70.

Glucose éliminé en 3 heures = 0,40, c'est donc une quantité très faible de glucose, qu'étaient capables d'éliminer ces reins.

Observation 41 (*personnelle*). — Mme Mar. 55 ans. Cancer du rein gauche, très volumineux, gros comme les 2 poings, et contenant un grand kyste hématique. Les premiers symptômes dataient de 2 ans et malgré des hématuries fréquentes, l'état général de la malade était très satisfaisant. Néphr. Guérison.

Urines divisées par le diviseur de Luys.

	Rein droit	Rein gauche
Quantités. . .	24	10
Urée	15.13	11.90
Chlorures. . .	9	11
Albumine. . .	0.20 au litre	0.40 au litre

Dans ce cas les cylindres n'ont pas été recherchés.

Observation 42 (*personnelle*). — Mme Gis. 60 ans. Cancer du rein gauche, de la grosseur d'une orange. Néphrectomie, mort quelques heures après l'opération qui avait été très pénible, le néoplasme adhérant partout.

Les premiers symptômes (hématuries) remontaient à 4 ans, malgré cela la malade n'était pas amaigrie et avait un bon état général.

Urines divisées avec le diviseur de Luys.

	Rein droit	Rein gauche
Quantité	10	3
Urée au litre . .	10.24	5.12
Chlorure	13.70	4.50
Albumine	1 gr. au litre	0.20 au litre

Dans tous ces cas, nous trouvons du côté sain, des troubles variables : Tantôt il y a une faible albuminurie (obs. 34, 37, 39 et 41) tantôt, l'albuminurie est plus marquée et l'on trouve des cylindres (obs. 35, 38, 40), dans quelques cas enfin, on voit se surajouter différents troubles de la fonction urinaire, tels que une faible élimination azotée (obs. 35 et 38), ou une mauvaise réaction à la polyurie expérimentale et à la glycosurie phlorydzique. Seule l'observation 36 nous présente un rein avec une fonction normale ou même exagérée, en hyperfonctionnement : Malgré un cancer volumineux du rein gauche, le rein droit donne une quantité d'urine et d'urée élevée, il réagit bien à la polyurie et à la phlorydzine, et ne présente pas d'albumine. Il s'agit, certainement, dans ce cas, d'un rein en hypertrophie compensatrice, ce qui concorde bien, avec l'absence de sécrétion, constatée du côté du rein néoplasique, pendant le cathétérisme urétéral.

En somme, de ces examens, on peut conclure, qu'au point de vue fonctionnel, le rein sain est, en général, défavorablement influencé par le rein malade, mais il est juste de faire remarquer, que cette action nocive n'est pas constante (obs. 36) et d'autre part, qu'elle est assez faible pendant un temps probablement long, puisque, nous voyons des reins avoir un fonctionnement à peu près normal, malgré la présence du côté opposé, d'un cancer volumineux et certainement ancien (obs. 34, 37, 39 et 41). Dans 2 cas pourtant (35 et 38), le rein était assez mauvais, pour contre indiquer l'opération, sa valeur fonctionnelle étant tout à fait insuffisante pour assurer dans l'avenir l'élimination urinaire.

Les examens que nous possédons au point de vue anatomique, ont été faits sur des sujets morts après néphrectomie ou spontanément. Dans notre cas (obs. 42), nous avons trouvé des lésions très marquées. Le rein était d'apparence blanchâtre, dur à la coupe, difficile à décortiquer, avec des cicatrices fibreuses sous la capsule ; il pesait 180 grammes. Au point de vue microscopique, nous n'avons pu tenir grand compte des lésions épithéliales, l'examen ayant été fait, sur un rein prélevé à l'autopsie, 18 heures après la mort, mais nous avons constaté des lésions interstitielles considérables ; dans tous les points du rein il existait de la sclérose péritubulaire et périvasculaire, un grand nombre de tubes étaient étranglés et considérablement diminués de calibre, et plusieurs contenaient des cylindres ; les glomérules étaient enserrés dans une coque fibreuse, et quelques-uns, atrophiés et à peine reconnaissables. Albarran rapporte des faits semblables : dans une première observation, le rein du côté opposé était légèrement augmenté de volume, on y constatait, au microscope, une néphrite diffuse, à prédominance épithéliale, très étendue, la plupart des cellules des tubes contournés étaient nécrosées et non colorables, il y avait par places des zones de sclérose très accusées. Dans une seconde observation, le rein du côté opposé présentait de l'oedème interstitiel et une néphrite épithéliale très étendue, avec nécrose des épithéliums. Dans un troisième cas il y avait une néphrite très étendue, purement épithéliale, et chez un autre malade, enfin, le rein opposé était presque sain, quelques tubes seulement étaient atteints de néphrite épithéliale, à côté de d'autres en hypertrophie compensatrice.

Dans tous ces cas, le rein opposé au cancer présentait donc des lésions variables : elles étaient légères dans la quatrième observation d'Albarran, notables dans les autres cas et très accentuées dans notre observation personnelle. D'autre part, l'hypertrophie compensatrice faisait défaut, dans la plupart des cas, et n'existait que faiblement, dans la quatrième observation d'Albarran. Il est juste, toutefois, de faire remarquer, que ces 5 observations portent sur des cas particulièrement graves, puisqu'ils ont causé la mort de l'individu, et il est permis de supposer, d'après l'examen fonctionnel, à défaut d'examen anatomique, que pendant long-temps, le rein opposé au néoplasme n'est que légèrement atteint.

Ces lésions d'une part, et le faible degré ou l'absence de l'hypertrophie compensatrice, d'autre part, contribuent à expliquer la gravité de la néphrectomie dans le cancer du rein.

L'influence du cancer du rein, sur l'état général du malade, nous a toujours paru minime, dans les cas où nous avons fait des recherches à ce sujet (observations 34, 39, 40, 41, 42), et nous avons été plusieurs fois frappé, de voir des malades forts et vigoureux, malgré une tumeur rénale énorme (obs. 39, 40 et 41). L'action générale sur l'organisme, la cachexie néoplasique, semblent se manifester, plus tardivement, dans le cancer du rein, que dans la plupart des autres cancers ; il n'est pas rare, en effet, de voir des malades vivre pendant 2, 3, 4 ans et plus avec un volumineux néoplasme qu'ils semblent parfaitement tolérer.

CHAPITRE VII

INFLUENCES DES NÉPHRITES UNILATÉRALES SUR LE REIN DU COTÉ OPPOSÉ

Une première question se pose au commencement de ce chapitre : les néphrites unilatérales existent-elles ? D'après l'opinion classique, les néphrites, qu'elles soient aiguës subaiguës où chroniques, atteignent les 2 glandes à un degré sensiblement égal. Cette notion paraît découler tout naturellement de la cause habituelle de la néphrite, infection ou intoxication générale, contre laquelle les 2 reins ont eu l'un et l'autre à lutter, et dont ils ont ressenti également les mauvais effets. Pourtant depuis quelques années, des observations anatomo-pathologiques précises, ont modifié en partie, les idées jusqu'ici admises. On a d'abord décrit des néphrites parcellaires : Cuffer et Gastou (33) font remarquer que, dans un rein atteint de néphrite, un certain nombre de territoires peuvent être atteints, alors que des départements voisins restent sains. Ces faits ont été confirmés, fréquemment depuis, et cadrent bien d'ailleurs avec nos données physiologiques actuelles, sur la sécrétion urinaire, d'après lesquelles les lobules du rein ne fonctionnent pas tous en même temps, mais isolément et successivement, passant par des alternatives continuelles de repos et d'activité. A la suite de cette première constatation, on a relaté des cas d'autopsie de néphrite, avec un degré très inégal des lésions rénales, et même des lésions purement unilatérales. Weir (34), sur 71 cas, a trouvé 19 fois des lésions unilatérales, et Goodhart (35), sur 130 cas, 19 fois un seul rein lésé. Enfin, avec l'apparition du traitement chirurgical des néphrites, les faits se multiplient, et Edebohls, Albarran, Pousson, Harrison, Rovsing, Israël, Lennander et d'autres, rapportent des cas de néphrite unilatérale. Actuellement, la question ne paraît plus douteuse, la néphrite unilatérale existe, et rentre par là même dans le cadre de notre étude.

1° **Partie expérimentale**.

Nous avons provoqué, chez 4 animaux, des néphrites unilatérales par cause locale, à l'aide de procédés ne permettant pas de léser en même temps le rein opposé. Chez un premier cobaye, (N° 1), nous avons découvert le rein, et l'avons ensuite fortement cautérisé, avec une pointe fine de thermocautère. Chez un autre cobaye (2), nous avons suivi la technique indiquée par Laederich et Bernard, nous avons injecté dans le bassinet de la paraffine fondue. Chez le cobaye 3, nous avons injeté en plein parenchyme rénal, du grès pulvérisé et en suspension dans l'eau ; chez un autre cobaye (4), nous avons découvert le rein, et dirigé dessus un jet de chlorure d'éthyle, jusqu'à congélation complète de l'organe. Dans ces 4 cas, nous avons réussi à provoquer une néphrite unilatérale, et nous avons pu observer l'effet de cette lésion, sur l'état général de l'animal, et sur le rein du côté opposé.

Chez nos 4 cobayes, l'état général paraît avoir été légèrement influencé au début, d'une façon défavorable, car tous les animaux perdirent un peu de poids. Mais, cette influence ne fut ni longue ni grave, car au 2ᵉ mois, quand les animaux furent sacrifiés, ils avaient retrouvé ou dépassé leur poids primitif.

Au point de vue anatomique, le rein opposé à la lésion, nous a paru, dans tous les cas, absolument sain, et peut être un peu augmenté de volume ; mais cette notion manque de précision à cause du faible degré de l'hypertrophie, et du volume variable des reins chez le cobaye.

A l'examen microscopique, nous avons observé une congestion assez notable et constante ; les veines et les capillaires sont dilatés, et parfois, les glomérules gonflés à peine capsule. Les tubes contournés sont sains, nous n'avons noté ni lésions épithéliales ni lésions interstitielles.

En somme, nous voyons d'après ces quelques observations, que la méphrite unilatérale expérimentale, n'influence pas défavorablement le rein du côté opposé, ni au point de vue anatomique et histologique, comme nous l'avons constaté, ni probablement non plus au point de vue fonctionnel, comme permet de le supposer, la persistance du bon état général de nos animaux.

II° Partie clinique

Observation 43. — Nous n'avons pu recueillir qu'une observation de néphrite unilatérale. Il s'agissait d'une néphrite hématurique, survenue chez une femme jeune, sans cause, et caractérisée par absolument aucun autre symptôme qu'une hématurie persistante et très abondante. Quand la malade vint à l'hôpital, elle avait des mictions sanglantes depuis 6 semaines ; un amaigrissement de 3 kilogs et une anémie marquée en étaient résultés. L'examen de la malade révéla une vessie saine, et des reins non palpables et non douloureux. Aucun signe ne permettait de faire un diagnostic précis. L'examen des urines totales donne alors les résultats suivants : au point de vue histo-bactériologique, présence de nombreuses hématies, et de leucocytes en proportion correspondante au sang. Pas de microorganismes ni de bacilles de Koch.

Examen chimique :

```
Quantité.  .  .  .  .  .  1.250
Urée au litre.  .  .  .  .  16.10 en 24 h. 20.10
Chlorures.  .  .  .  .  .  9.50            11.90
Albumine.  .  .  .  .  .  1.50  (sang)
```

Le cathétérisme urétéral est pratiqué, et fait voir, que l'hémorragie vient du rein gauche. On recueille les urines de chaque rein pendant 2 heures, et l'on fait, pendant ce temps, l'épreuve de la polyurie expérimentale et de la phlorydzine. Les résultats furent les suivants :

	1re demi-heure		2e demi-heure		3e demi-heure		4e demi-heure	
	R. d.	R. g.	R. d.	R. g.	R. d.	R. g.	R. d.	R. g.
Quantités . .	35	35	60	25	170	60	35	8
Urée au litre .	6.25	4.5	4.5	5.5	1.9	2.1	5.5	1.2
Urée en c. t. g.	0.22	0.16	0.27	0.13	0.27	0.12	0.19	0.11
Gluc. au litre .	8.5	2.5	12.5	11	4	3.5	10.05	
Gluc. en c.t.g.	0.27	0.08	0.63	0.28	0.62	0.32	0.37	

Résultats d'ensemble pendant la durée de l'examen
(quantités totales éliminées).

	Rein droit	Rein gauche
Quantité	300 cm³	129
Urée	0.96	0.54
Glucose	1.89	0.57
Albumine. . . .	traces	1 gr. par litre (sang)

Examen histobactériologique.

Rein droit : Cellules épithéliales plates et fusiformes, pas de microbes, pas de bacilles de Koch.

Rein gauche : hématies abondantes, quelques leucocytes (proportion du sang), pas de microbes ni bacilles de Koch.

Cet examen montre, que la valeur fonctionnelle du rein gauche est très diminuée, et que celle du rein droit est bonne. Ce rein a une bonne élimination, il a bien réagi à la polyurie et à la phlorizdzine ; on peut conclure de ces faits, à l'intégrité probable du rein droit et à la maladie certaine du rein gauche.

On fit à cette malade une décapsulation, et une néphrotomie exploratrice, pour s'assurer qu'il n'y avait ni tuberculose ni néoplasme en cause. On trouva un rein très congestionné, mais sans autres lésions. Après l'opération, les hématuries cessèrent complètement, et les urines devinrent claires. Six jours après, l'examen des urines totales donne :

Quantité 1.000 ; urée au litre 23.80, chlorures 5.50 ; albumine 0.10 au litre.

Dix jours après une nouvelle analyse donne les résultats :

Quantité 800 ; urée au litre 22.5, en 24 heures 18 ; chlorures 8.80 ; chlorures en 24 heures 5.45 ; albumine, traces.

Dans ce cas, il semble bien, d'après l'examen des urines, séparées par le cathétérisme urétéral, et d'après la guérison rapide qui survint, du fait de l'intervention sur le rein malade, que celui-ci était seul atteint, et que le rein opposé, comme dans nos observations expérimentales n'avait pas eu à souffrir de son congénère.

CHAPITRE VIII

INFLUENCES DE LA NÉPHRECTOMIE UNILATÉRALE SUR LE REIN DU COTÉ OPPOSÉ

De nombreux expérimentateurs se sont déjà occupés de cette question, sans arriver toujours à des conclusions identiques. C'est ainsi qu'en 1871, Rosenstein, voyant ses animaux opérés de néphrectomie, mourir soit rapidement soit lentement après l'opération, affirme qu'une survie indéfinie n'est pas possible avec un seul rein. Ses successeurs adoptent ses idées sans les vérifier, et nous voyons encore les mêmes conclusions présentées dans la thèse de Vaneufville (Lille 1888). Mais à cette époque, Verneuil dans une leçon et Guyon dans une clinique, attirent l'attention sur la quantité minime de parenchyme rénal nécessaire et suffisante à la vie. Un peu plus tard, les travaux de l'école de Necker et particulièrement ceux d'Albarran et de Tuffier (12, 30) démontrent expérimentalement la bénignité relative de la néphrectomie unilatérale et la possibilité de vivre avec un rein et même avec une portion de rein pendant un temps indéfini. Ces faits actuellement admis par tous sont vérifiés chaque jour par la clinique ; aussi dans notre étude nous nous sommes proposé surtout d'élucider d'autres points de la question, et particulièrement l'influence de la néphrectomie unilatérale sur la sécrétion et sur l'état anatomique du rein sain, ainsi que son retentissement sur l'état général.

Iº Partie expérimentale.

Nous avons pratiqué la néphrectomie unilatérale chez 4 chiens et chez 16 lapins. Nous avons recueilli et examiné les urines de tous nos chiens et de 2 lapins (25 et 26) pendant 2 ou 3 jours avant l'opération, afin de connaitre d'une façon à peu près exacte leur formule urinaire au point de vue de la quantité, du taux de l'urée, et de l'albuminurie. Deux chiens furent choisis très jeunes : les chiens 5 et 6 avaient environ de 5 à 8 mois, quand ils furent opérés, et étaient en pleine croissance. Chez nos lapins la recherche de l'albumine fut toujours faite avant l'opération, et l'on élimina les animaux albuminuriques. On intervint dans tous les cas sur le rein gauche qui fut abordé par la voie lombaire.

Nous avons trouvé, dans la littérature médicale, une observation de néphrectomie unilatérale chez le chien, pratiquée par Tuffier et rapportée dans ses travaux de chirurgie expérimentale du rein. Nous nous servirons des résultats consignés dans cette observation, concurremment à ceux que nous avons obtenus, pour les différents points de notre étude.

1º Influence de la néphrectomie sur la sécrétion urinaire du rein resté seul. — Cette question fut étudiée par nous, chez 4 chiens et 2 lapins. Si nous joignons à nos observations celle de Tuffier, nous avons sept cas dans lesquels la sécrétion urinaire a été étudiée, avant et après l'opération, pendant un temps plus ou moins long.

Chez le chien 4 (voir courbe 12) on voit après l'intervention, la quantité d'urine baisser notablement d'abord, puis dès le 3e jour, s'élever presque au niveau normal, l'atteindre au 5e jour et y rester d'une façon définitive. Dans la suite, ce qu'il y a de plus remarquable dans la marche de la sécrétion urinaire de cet animal, c'est une polyurie assez marquée pendant une dizaine de jours. La quantité d'urine qui avant l'opération oscillait entre 400 et 450 centimètres cubes, est à partir du 7e jour et jusqu'au 17e jour entre 500 et 600 cm³, après quoi, elle revient à la normale d'une façon définitive, jusqu'à la mort de l'animal, qui est sacrifié au bout d'un mois. L'urée atteint la normale le 4e jour et reste à ce niveau d'une façon permanente. En somme chez cet animal la fonction urinaire se rétablit très vite, d'une façon complète, dès le 5e jour, comme l'indique la courbe ci-jointe.

Chez le chien 5 (voir courbe 13) on remarque un abaissement

semblable de la sécrétion urinaire après l'intervention puis un retour rapide de la fonction : dès le quatrième jour la quantité d'urine et d'urée ont atteint la normale pour y rester d'une façon définitive. A la longue, on remarque chez ce chien, que la quantité d'urine et d'urée ont tendance à augmenter peu à peu : 25 jours après l'opération, le volume des urines est supérieur d'une centaine de centimètres cubes à ce qu'il était avant, et l'urée a augmentée d'environ 1 gramme par 24 h. 3 mois après nous avons une quantité d'urine supérieure de 200 cmc. à ce qu'elle était avant et une augmentation d'environ 2 gr. de l'urée. Cette surproduction azotée et cette progression du volume des urines s'explique par l'augmentation de poids de l'animal, qui après l'opération, continua sa croissance d'une façon régulière.

Le chien 6 (voir courbe 14) était également un très jeune chien. Dès le quatrième jour, il recouvre la plénitude de sa fonction urinaire. Dans la suite, comme chez le chien précédent, la quantité d'urine et d'urée augmente notablement. 25 jours après l'intervention, le volume des urines s'est accru de 100 cm³ et l'urée d'environ 1 gr. par 24 h. 3 mois après c'est une augmentation de 200 cm³ et d'un gramme cinquante d'urée que l'on note ; à partir de ce moment, le chien a terminé sa croissance et sa sécrétion urinaire reste à peu près fixe.

Chez le chien 7 (courbe 15), qui était un chien adulte, le retour de la fonction urinaire à la normale eut lieu le cinquième jour et à partir de ce moment la quantité d'urine et d'urée resta d'une façon définitive à ce niveau.

L'observation du chien de Tuffier (voir courbe 16) présente différentes particularités intéressantes : après l'intervention, l'animal eut de l'anurie pendant 2 jours, fait que nous n'avons jamais observé dans nos nombreuses expériences ; puis le retour de la fonction urinaire à la normale, qui avait eu lieu le quatrième jour ne fut pas définitif ; il y eut un nouvel abaissement de la quantité d'urine et ce n'est que le neuvième jour que l'équilibre fut rétabli. Dans les jours suivants le chien a une tendance nette à faire de la polyurie.

Chez les 2 lapins 25 et 26 (voir courbes 17, 18), que nous avons

observés après la néphrectomie, la marche de la sécrétion urinaire fut tout à fait comparable à celle des animaux précédents.
Chez le lapin 25 le volume de l'urine et de l'urée atteignent
leur niveau normal dès le troisième jour et chez le lapin 26 le
quatrième jour. A partir de ce moment la fonction urinaire continue comme si rien n'était changé.

Pour compléter ces notions sur la marche de la sécrétion urinaire après la néphrectomie, nous avons cherché la présence de
l'albumine, comparativement avant et après l'intervention.

Chez le chien 4 il y avait des traces d'albumine avant la néphrectomie ; elles persistèrent après, sans augmenter ni diminuer. Les
chiens 5, 6, 7, qui n'avaient pas d'albumine avant l'intervention,
n'en présentèrent pas non plus après. Même constatation chez
9 lapins sur 10 ; un seul, le lapin 28, présenta après l'opération
des traces d'albumine qui n'existaient pas avant.

En somme la notion qui se dégage de ces observations, c'est
que l'ablation d'un rein chez l'animal, ne gêne en rien la fonction urinaire. Le rein resté seul établit très vite, en 3, 4, 5
jours, une suppléance suffisante et définitive.

2° Influence de la néphrectomie unilatérale sur l'état général. — Dans tous les cas que nous avons observés, nos animaux
n'ont nullement paru souffrir de l'ablation d'un de leurs reins. Les
courbes de poids montrent qu'ils se sont, en général, maintenus,
aussi longtemps qu'on les ait conservés, au niveau qu'ils occupaient avant l'opération. Seuls, les animaux qui furent sacrifiés
un temps très court après l'intervention, présentèrent une légère
diminution de poids. Le lapin 33, sacrifié au bout de 6 jours, avait
perdu 100 grammes ; le lapin 34 sacrifié au bout de 3 jours avait
perdu 80 grammes ; le lapin 35 sacrifié après 2 jours avait perdu
75 gr., et le lapin 36 sacrifié au bout de 24 h. avait perdu 45 gr.
Cette diminution de poids minime, a toujours été de courte durée,
puisque le dixième jour le lapin 32 a retrouvé son poids normal, et que dès le quinzième jour, le lapin 31 a augmenté de
50 gr. Nous pensons qu'elle est due au choc opératoire, et à la
diminution notable des aliments ingérés par les animaux opérés, pendant les 3 ou 4 premiers jours. Dans tous les cas, la

santé s'est rétablie très vite ; dès le 5 ou sixième jour les animaux étaient aussi vigoureux et avaient aussi bon appétit qu'avant l'intervention.

3° Influence de la néphrectomie unilatérale sur l'état anatomique du rein du côté opposé. — Au point de vue macroscopique, on remarque, après la néphrectomie unilatérale, que le rein resté en place, s'hypertrophie avec une grande rapidité. Dès les premières heures qui suivent l'intervention, il y a du côté opposé une congestion manifeste, le rein est turgescent et de couleur foncée, à la coupe, il laisse échapper une grande quantité de sang. Chez le lapin 40 mort de choc opératoire, 15 heures après l'intervention le rein droit pesait 4 gr. 60, alors que le rein gauche enlevé par néphrectomie pesait seulement 4 gr. 25.

Au bout de 24 heures, les phénomènes congestifs sont encore plus marqués, et l'augmentation de volume du rein devient de plus en plus sensible. Chez le lapin 36 sacrifié au bout de 24 heures, le rein droit pesait 8 gr. contre 7,25 pour le rein gauche enlevé chirurgicalement. Malheureusement, cet accroissement est difficile à apprécier avec justesse, car fréquemment, le poids des deux reins diffère de 1 gr. et même de 1 gr. 50 chez des lapins normaux.

Dans les jours suivants, le rein reprend peu à peu sa teinte normale, tandis que l'augmentation de volume continue d'une façon lente et progressive. Chez tous nos animaux d'expérience, nous avons obtenu une hypertrophie notable et dans un grand nombre de cas une hypertrophie très marquée, comme l'indique le tableau suivant :

Numéro des animaux	Poids avant l'intervention	Poids à la mort	Durée de la survie	Rein néphrectomisé	Rein opposé
Lapin 40	1.220		15 heures	4ᵍ25	4ᵍ60
— 36	2.750	2.705	24 —	7.25	8.00
— 35	2.600	2.525	48 —	7.00	8.00
— 34	2.400	2.300	3 jours	7.00	8.00
— 33	2.800	2.650	6 —	8.00	9.50
— 32	2.200	2.150	10 —	6.50	9.00

Numéro des animaux	Poids avant l'intervention	Poids à la mort	Durée de la survie		Rein néphrectomisé	Rein opposé
— 31	2.500	2.550	15	—	7.00	9.10
— 30	2ᵏ770	2.900	20	—	8.90	12.00
— 29	2.390	2.600	1	mois	8.10	15.00
— 28	1.700	2.250	3	—	4.50	9.50
— 37	1.200	1.900	5	—	4.10	10.25
— 38	1.250	1.950	5	—	4.00	9.50
— 39	1.280	2.000	5	—	4.25	11.00
— 27	2.350	2.650	6	—	7.00	11.75
— 26	2.700	3.100	8	—	7.50	12.00
— 25	2.600	3.000	12	—	8.00	13.00
Chien 4	10.200	10ᵏ800	1	—	32.00	48.00
— 5	6.250	7.500	3	—	18.00	29.00
— 6	4.500	5.800	10	—	17.00	36.00
— 7	7.300	7.400	6	—	28.00	38.00

Dans l'interprétation de ces chiffres, il faut tenir compte, dans plusieurs cas, (lapins 37, 38, 39, chiens 5, 6), de ce que les animaux, au moment de la néphrectomie, n'étaient pas complètement développés, et par conséquent ne pas considérer entièrement comme de l'hypertrophie compensatrice, l'augmentation de poids du rein resté seul. Il est évident que pendant la croissance, le poids du rein augmente comme celui des autres organes, aussi, pour avoir une idée exacte dans ces cas du degré de l'hypertrophie, il faut comparer le poids du rein resté seul au poids de chaque rein d'un animal normal de même poids. Malgré cette restriction, nous voyons, d'après les chiffres du tableau précédent, que l'hypertrophie a toujours été très marquée et parfois considérable. Dans certains cas le poids du rein a été à peu près doublé (lapin 28 et 29) ; la plupart du temps, l'accroissement fut un peu moins considérable ; il a été d'un tiers environ chez tous les animaux conservés plus de 10 jours.

La marche de l'hypertrophie compensatrice nous a toujours paru très rapide. Nous avons noté, au bout de très peu de temps, une augmentation sensible du rein resté seul ; au 3ᵉ jour après l'intervention, nous trouvons chez le lapin 34, une augmentation de 1 gr. ; au 6ᵉ jour chez le lapin 33 une augmentation de 1 gr. 50 ;

au 10ᵉ jour chez le lapin **32**, une augmentation de 2 gr. ; au
15ᵉ jour chez le lapin **31** une augmentation de près de 3 gr. ;
enfin au 20ᵉ et 30ᵉ jour l'accroissement est encore plus marqué.
Toutefois, d'après le tableau précédent, il semble que le rein n'a
pas tendance à augmenter de volume, pendant un temps indéfini ;
il paraît atteindre son maximum après un mois environ, car
nous trouvons à ce moment (lapin **29**) des chiffres d'hypertrophie
compensatrice aussi considérables qu'après **3, 6, 8, 12** mois. Si
nous comparons les résultats obtenus dans le cas de néphrectomie et dans le cas de ligature de l'uretère, nous voyons que les
faits sont à peu près semblables ; la marche de l'hypertrophie
est la même, seul son degré paraît être un peu plus considérable,
après la néphrectomie.

Mais cette hypertrophie, si marquée qu'elle soit dans la
néphrectomie, arrive-t-elle à fournir à l'économie, une quantité
de rein égale à celle qui existe normalement? D'après les chiffres
précédents nous voyons, en général, qu'elle n'y réussit pas.
Sauf les lapins **28-29** dont le rein unique arrivait à peser à peu
près autant que les deux reins d'un animal normal de même poids,
nous voyons que dans la plupart des cas, le rein en hypertrophie
compensatrice reste notablement inférieur à celui des deux reins
d'un animal semblable. La perte de tissu rénal est d'environ 1/4
et quelquefois plus, chez le lapin. Le rein unique des animaux
25, 26, 27, 30 pèse environ **12** gr. alors que les deux reins d'un
animal de même poids pèsent de **15** à **16** gr. Cette perte de tissu
rénal n'a d'ailleurs aucune conséquence, pour l'avenir, car nous
savons que la vie est compatible avec une très petite quantité de
rein : Tuffier autrefois (36), Castaigne et Dujarier (17), dans une
expérience récente ont en effet montré que l'on peut enlever à
un chien un rein en entier et les trois quarts de l'autre sans com-
promettre l'existence.

La question de la nature de l'hypertrophie compensatrice du
rein a beaucoup divisé et divise encore les observateurs. Celle-ci
consiste-t-elle en une augmentation de volume, en une hypertrophie simple des éléments normaux du rein, ou bien est-elle due
à une néoformation des tubes et des glomérules, à une hyper-

plasie des tissus du rein ? Valentin et Rokitansky (37-38), pensent à une hypertrophie pure et simple de tous les éléments de la glande. Rosenstein et Vogel (39) pensent plutôt à une hyperplasie. Lancereaux (40) admet l'hypertrophie des canaux contournés et des glomérules, et Torrès aussi.

Ribbert est d'avis qu'il s'agit d'une prolifération épithéliale des tubes contournés (41) ainsi que Tizzoni et Pisenti (42), tandis que Podwyssowski (43) et Eckardt (44), croient à une hypertrophie simple. Tuffier, qui reprend la question, dans son travail sur la chirurgie expérimentale du rein, est d'avis que l'hypertrophie est due, en partie à l'augmentation de volume des tubes contournés et des glomérules, mais, en partie aussi, à la néoformation de glomérules. D'après cet auteur, les néoglomérules se fusionnent avec les anciens ou pénètrent dans leur capsule de Bowman, et peuvent dès lors être considérés comme des éléments de filtration nouveaux. D'après Tuffier, les tubuli ne prennent pas part au processus d'hyperplasie et sont seulement en état d'hypertrophie. Tillmans (45) admet également une néoformation glomérulaire, mais il est d'avis que les canalicules prennent part aussi au processus d'hyperplasie. Actuellement la plupart des auteurs avec Gudden, Gravitz, Israël, Barth, Sacerdotti, Albarran, Chauffard, admettent une hypertrophie simple des éléments glomérulaires et tubulaires.

Nous avons pratiqué l'examen microscopique de nombreuses coupes de reins en hypertrophie compensatrice, depuis un temps très court, 24, 48 h. après l'intervention, jusqu'à plusieurs mois et même un an. Nous avons pu ainsi, suivre pas à pas, les différentes étapes histologiques de l'hypertrophie compensatrice qui nous ont paru être les suivantes :

Pendant une première période (stade de congestion) répondant aux 24 premières heures, on note seulement des phénomènes congestifs. Au niveau de la substance corticale, les artères et surtout les veines interlobulaires offrent une dilatation nette et sont gorgées de sang ; les capillaires intertubulaires sont augmentés de volume et écartent les tubes les uns des autres. Du côté de la substance médullaire on note également une dilatation

des vaisseaux, mais moins marquée. A ce moment, on ne voit
rien de particulier du côté des épithéliums ; seuls les glomérules
commencent à se modifier comme nous allons voir.

Dans une seconde période (stade d'hypertrophie glomérulaire), qui commence vers la 48e heure, on voit toujours une congestion très marquée des vaisseaux, mais de plus, on remarque,
que les glomérules sont turgescents, qu'ils remplissent complètement et distendent la capsule de Bowman, et qu'ils sont augmentés de volume. A ce moment, on voit du côté de l'épithélium des tubes contournés, une augmentation des granulations
protoplasmiques, qui donnent à la cellule, un aspect plus sombre
qu'à l'état normal.

Dans une troisième période (stade de prolifération cellulaire)
qui commence vers le troisième jour, les phénomènes congestifs sont toujours marqués, les glomérules toujours distendus et
de plus en plus volumineux, l'épithélium toujours sombre, mais
on s'aperçoit de plus à ce moment que les cellules des tubuli
sont plus nombreuses que normalement, qu'elles sont plus volu-
mineuses, plus hautes et qu'elles contiennent parfois plusieurs
noyaux. Dans certaines cellules, on voit des noyaux étranglés
par leur milieu, et prêts à se diviser en deux. Par contre, malgré des recherches prolongées, nous n'avons pas réussi à voir
une seule fois de karyokinèse dans les cellules des tubes contournés. Cette constatation a d'ailleurs été faite par d'autres
observateurs. Podwyssowski (46) n'a pu voir dans le rein de
figures de karyokinèse ; Ribbert (47) n'en a jamais observé et
Ziegler non plus (48). Bizzozero et Vassale (49) disent en avoir
rencontrés mais exceptionnellement. Golgi (50) en a vu mais seulement dans les tubes urinifères. Carnot et Lelièvre (51) dans un
travail récent arrivent aux mêmes conclusions, rareté des figures de mitose dans les tubes urinipares et plus grande fréquence
dans les tubes urinifères ; ils admettent l'opinion très vraisem-
blable que les cellules des tubes contournés se multiplient par
division directe.

Quoi qu'il en soit, ces phénomènes de congestion vasculaire,
d'hypertrophie glomérulaire et de prolifération cellulaire se con-

tinuent activement pendant 15 à 20 jours et constituent peu à peu l'hypertrophie compensatrice. Tous les éléments du rein, sont alors augmentés de volume, mais dans aucun cas, nous n'avons réussi à voir de néoformations glomérulaires et tubulaires dont parlent certains auteurs déjà cités. Cette évolution est conforme à la grande loi de biologie énoncée par Podwyssowski, à savoir que la propriété de régénération d'un tissu diminue avec sa complication et l'accroissement des fonctions spécifiques de ses cellules constituantes ; plus un tissu est hautement différencié et sa fonction élevée, plus il est stable, plus il est permanent et moins il a de facilités à se reconstituer. Albarran arrive à des conclusions identiques (52), il dit que l'hypertrophie compensatrice du rein se fait suivant les lois de la croissance physiologique et non suivant celles du développement embryologique.

Par des mensurations comparatives, faites sur des reins normaux et des reins en hypertrophie compensatrice, nous avons essayé de mesurer l'accroissement de voulume de chacun des éléments du rein. Chez le chien normal, les glomérules ont environ 150 à 200 µ et les tubes contournés de 30 à 40 µ. Sur des reins en hypertrophie compensatrice nous avons trouvé des glomérules mesurant 250 µ et étant par là même à peu près aussi gros que des glomérules humains ; les tubes chez ces mêmes animaux mesuraient de 40 à 50 µ. Chez le lapin normal les glomérules mesurent environ 80 à 100 µ et les tubes contournés 15 µ. Sur des reins en hypertrophie compensatrice nous avons trouvé des glomérules de 120 µ et des tubes de 20 à 22 µ.

Un point intéressant reste à élucider dans l'histoire de l'hypertrophie compensatrice : il s'agit de savoir sous quelles influences se produit cette hypertrophie. On admet en général, que l'hypertrophie du rein resté seul, est causée par le surcroit de travail que lui impose l'absence de son congénère ; une augmentation de la fonction entraîne un accroissement parallèle du volume de l'organe. Le degré de l'hypertrophie paraît être proportionnel, à la quantité de substances extractives, contenues dans le sang, que la glande doit éliminer, et de fait, certains expérimentateurs, et en particulier Sacerdotti, ont montré que si

l'on injecte à un chien normal, du sérum de sang d'animaux
ayant subi une double néphrectomie, et par conséquent très
riche en substances extractives, les reins présentent une hypertrophie manifeste. Carnot et Lelièvre sont arrivés à un résultat
analogue, en injectant de l'urine, de l'urée, ou du sérum d'animaux ayant subi une néphrectomie unilatérale, à d'autres animaux normaux. Ces auteurs admettent même, l'existence d'une
substance néphropoiétique particulière dans le sérum d'animaux
néphrectomisés, dans l'extrait de rein normal, et surtout dans
l'extrait de reins d'animaux jeunes et d'embryons. Nous sommes loin avec ces idées de la théorie des néphrotoxines à laquelle
se sont ralliés beaucoup d'expérimentateurs et que nous nous
proposons de discuter plus loin.

A côté de ces causes favorisantes de l'hypertrophie compensatrice, il existe des causes empêchantes, qui expliquent l'absence
ou le degré infime de l'hypertrophie du rein, dans certains cas.
Nous avons vu, en effet, plus haut, que dans les infections rénales unilatérales, avec ou sans rétention, le rein opposé était peu
ou pas hypertrophié, que dans la tuberculose il l'était également
peu, que dans la lithiase et le cancer il n'était jamais beaucoup
augmenté de volume, et quelquefois pas du tout. Ces différences
dans le dégré de l'hypertrophie, semblent, tenir, à la présence
dans la circulation, de produits microbiens, ou de cytotoxines
néoplasiques, et pour certains auteurs, de néphrotoxines provenant du rein malade. Ces poisons, de quelque ordre qu'ils soient,
influencent défavorablement la cellule rénale, l'altèrent et l'em-
pêchent de s'hypertrophier.

Après avoir étudié l'hypertrophie compensatrice au point de
vue anatomique, nous avons voulu nous rendre compte de sa
valeur physiologique. Nous savons, que le rein qui reste seul
après l'ablation de l'autre, est capable d'assurer rapidement et
complètement la fonction urinaire, mais, jusqu'à quel point, ce
rein en hypertrophie compensatrice, peut-il résister aux poisons
et aux toxines, et quelle est à ce point de vue, sa valeur comparative avec les deux reins d'un animal normal, tels sont les deux
points que nous avons cherché à préciser par l'expérimentation.

Sur 3 lapins, nous avons pratiqué une néphrectomie unilatérale, et nous avons laissé ces animaux se rétablir et faire leur hypertrophie compensatrice pendant 40 à 60 jours. Après ce temps, nous avons injecté à chacun d'eux, et comparativement à 3 autres lapins sains pris comme témoins, de l'urine normale, de l'urine d'urémique, et de l'urine provenant d'un malade ayant un vaste phlegmon de la main et de l'avant-bras, avec une température de 40°. Nous avons obtenu les résultats suivants :

Le lapin 43 du poids de 2 kg. 550 est opéré le 3 avril d'une néphrectomie gauche ; le rein enlevé pèse 7 gr. Le 15 mai l'animal pèse 2.625 ; il n'a pas d'albumine dans les urines. Ce même jour, on lui injecte dans la veine marginale de l'oreille, de l'urine normale fraîche et recueillie aseptiquement, à la vitesse de 5 cm³ à la minute, à l'aide d'un bock placé à 0 m. 50 au-dessus de l'animal. La quantité nécessaire pour amener la mort fut de 107 cm³ ; la durée de l'injection de 20 minutes. Le poids du rein droit était de 10 gr. Le lapin 44 du poids de 2 kg. 575 fut pris comme témoin. On lui injecta de la même urine à la même vitesse ; la quantité nécessaire pour amener la mort fut de 132 cm³ ; la durée de l'injection de 28 minutes. Le poids des deux reins était de 15 gr.

Le lapin 45, du poids de 2 kg. 700, fut opéré, le 3 avril, d'une néphrectomie gauche. Le rein enlevé pesait 7 gr. 50. Le 25 mai l'animal pesait 2 kg. 700 ; il n'avait pas d'albumine dans les urines ; on lui injecta dans la veine marginale de l'oreille, une urine fraîche d'urémique, dans les mêmes conditions que précédemment. La quantité nécessaire pour amener la mort fut de 64 cm³, la durée de l'injection de 13 minutes. Le rein droit pesait 10 gr. Le lapin 46, du poids de 2 kg. 650, fut pris comme témoin, on lui injecta de la même urine à la même vitesse, la quantité nécessaire fut de 82 cm³, la durée de l'injection de 18 minutes ; les deux reins pesaient 16 gr.

Le lapin 47, du poids de 2 kg. 900, subit le 3 avril, une néphrectomie gauche. Le rein enlevé pesait 8 gr. 25. Le 2 juin, l'animal pesait 2 kg. 980 ; on lui injecta, dans les mêmes conditions que précédemment, de l'urine provenant d'un malade ayant un phlegmon grave de la main et de l'avant-bras. La quantité nécessaire, pour amener la mort, fut de 40 cm³, la durée de l'injection de 7 minutes 1/2. Le lapin 48, du poids de 2 kg. 850, fut pris comme témoin, la quantité nécessaire pour le tuer fut de 52 cm³, la durée de l'injection de 10 minutes, les deux reins pesaient 17 grammes.

De ces expériences, il semble résulter, que le rein laissé seul après une néphrectomie, ne vaut pas malgré son hypertrophie compensatrice, au point de vue fonctionnel, les deux reins d'un animal normal, puisque dans les trois séries d'expériences précédentes, il a toujours fallu, pour tuer les animaux néphrectomisés, une quantité d'urine notablement moindre. Par contre, si l'on tient compte, dans l'appréciation comparative des quantités d'urine nécessaires à la mort des animaux, du poids de tissu rénal qu'ils possédaient, nous trouvons, qu'à poids égal, le parenchyme du rein en hypertrophie compensatrice, à un pouvoir éliminateur plus grand que le parenchyme de rein normal. Si le lapin 43, au lieu de ses 10 grammes de tissu rénal, en avait eu 15 comme le lapin témoin 44 c'est, d'après un calcul très simple, 160 cm³ d'urine qu'il aurait fallu pour le tuer, alors que le lapin témoin est mort avec 132 cm³. Pour le lapin 45 il aurait fallu 102 cm³ au lieu des 82 cm³ nécessaires à tuer le lapin 46. Pour le lapin 47, il aurait fallu 62 cm³ d'urine au lieu des 52 cm³ qui tuèrent le lapin témoin 48.

On peut conclure, de ces différentes expériences, qu'un animal néphrectomisé, est dans de moins bonnes conditions pour résister aux poisons et aux toxines qu'un animal sain, mais que par contre, à quantité égale, le parenchyme rénal en hypertrophie compensatrice, a un pouvoir secrétaire et éliminateur notablement plus grand que le parenchyme rénal normal.

CHAPITRE IX

NATURE ET MÉCANISME DES INFLUENCES RÉNO-RÉNALES

Nous avons constaté, dans plusieurs affections rénales, en particulier, dans les infections, la tuberculose et le cancer, que le rein malade influence défavorablement le rein sain ; nous voulons rechercher maintenant, quelle est la nature et le mécanisme de ces influences réno-rérales.

Plusieurs explications ont été données à ce sujet : un rein malade peut influencer le rein du côté opposé, dit Albarran (53), par action réflexe, par la surcharge de travail qu'il lui impose, par ses cytotoxines, par ses microbes et ses toxines microbiennes.

Dans les cas qui nous occupent, nous ne croyons pas à l'action réflexe d'un rein sur l'autre. Qui dit réflexe, dit en effet action brusque, rapide, or, dans nos cas, quand un rein malade agit sur son congénère, ce n'est que lentement, très lentement même ; il faudrait donc admettre une action réflexe prolongée et tardive, ce qui nous semble difficile. D'autre part l'explication du réflexe réno-rénal ne s'applique pas à tous les cas, et elle est en défaut à l'égard des rétentions rénales : comment se fait-il en effet, que dans ces cas, où le rein est gravement lésé, le réflexe n'existe pas, et n'influence pas le rein opposé ? Enfin, nous avons chez quatre animaux (cobayes 1, 2, 3, 4) déterminé des lésions graves d'un rein, cautérisation au thermo-cautère, congélation, injection de grès pulvérisé dans le parenchyme, injection de paraffine dans le bassinet, sans déterminer, ni action réflexe rapide se traduisant par de l'anurie, ni action réflexe lente se traduisant par des lésions du côté opposé. Pour cet ensemble de raisons, la théorie du réflexe réno-rénal nous paraît insuffisante, et d'ailleurs si l'on veut bien y réfléchir, cette théorie n'est guère qu'une hypothèse, car même à l'heure actuelle, les voies d'innervation du rein sont assez obscures, les lésions des nerfs de cet organe complètement ignorées, et nous ne connaissons aucune preuve expérimentale de l'existence de ce réflexe. Il n'y a guère que dans les cas d'anurie calculeuse, que cette théorie puisse s'appliquer avec justesse, seule une action nerveuse peut expliquer convenablement la rapidité du début, et la suppression complète de la fonction urinaire.

Pousson (54) a émis une explication, à peu près semblable à celle du réflexe réno-rénal : il admet l'existence d'une action sympathique d'un rein à l'autre, et l'assimile à ce qui se passe du côté des yeux, dans l'ophthalmie sympathique. L'action nocive réno-rénale serait ainsi, pour lui, la résultante d'un trouble réflexe de la nutrition, et de l'action des microbes et de leurs toxines sur le rein. L'hypothèse du trouble réflexe de la nutrition, nous paraît aussi problématique et incertaine, dans ce cas que dans l'autre ; quant à l'action des toxines et des microbes c'est un point sur lequel nous allons revenir tout à l'heure.

L'action produite par la surcharge de travail, imposée au rein sain par la suppression fonctionnelle totale ou partielle de l'au-tre, est une théorie beaucoup plus défendable, sur laquelle Albarran a attiré l'attention. Cette action est indiscutable dans certains cas, et c'est d'elle que relève l'hypertrophie compensatrice du rein, dans tous les cas où elle existe. Mais si cette action est quelquefois favorable, et produit une augmentation de volume de l'organe, c'est dans les cas où la surcharge imposée au rein sain, ou aux parties saines d'un rein malade, n'est pas excessive ; elle devient nuisible dans les cas contraires. C'est ainsi que, si on enlève un rein et les 2/3 de l'autre, à un animal, la partie de rein qui reste doit accomplir un travail excessif, et, comme tout organe surmené, il se fatigue, épuise son activité et devient malade. Cette action est parfois très nette, mais il faut admettre, dans les cas qui nous occupent, qu'elle ne peut guère être incriminée, puisqu'il s'agit toujours de lésions unilatérales, et que nous savons l'autre rein, plus que suffisant pour assurer à lui seul la fonction urinaire, d'une façon définitive.

Pour expliquer ces influences réno-rénales, un certain nombre d'auteurs modernes ont émis, à la suite de la découverte des cytotoxines, l'hypothèse qu'il se forme dans un rein malade des produits toxiques, des néphrotoxines, qui passent dans la circulation générale, et ont une action élective sur le rein opposé. Castaigne et Rathery se sont faits les défenseurs de cette théorie ; ils admettent la présence de néphrotoxines, dans le sang des animaux porteurs de lésions rénales, ils reconnaissent à ces néphrotoxines, une action spécifique sur le rein, et expliquent ainsi, les altérations observées au niveau du rein opposé au rein malade. Cette question a été reprise par de nombreux expérimentateurs, mais les conclusions auxquelles ils arrivent ne sont pas toujours identiques. Il est un point sur lequel tout le monde est d'accord, c'est le haut degré de toxicité de l'extrait de parenchyme rénal, mais pour les uns, il a une action nocive spécifique sur le rein opposé (Castaigne et Rathery), pour les autres, il n'a aucune action élective particulière (Albarran et Bernard, Pettit, Bierry), mais se comporte, comme un poison quelconque introduit dans l'organisme, et lèse tous les organes chargés de la fonction antitoxique et de l'élimination des poisons, foie, surrénales, reins. C'est à cette opinion que nous nous rattachons, et des faits récemment décrits, dans deux thèses très approfondies, confirment encore ces idées. Laederich (55) étudie le retentissement des lésions du rein sur le foie, et il constate, après suppression brusque et complète des fonctions rénales, une congestion intense et généralisée, des altérations cellulaires, et la disparition rapide et complète du glycogène ; après lésion d'un seul rein, il observe au contraire, une surcharge glycogénique considérable et constante des cellules hépatiques, en rapport probable avec l'hyperfonctionnement de l'organe, comme permet de le supposer le parallélisme de l'action glycogénique et antitoxique du foie, établi par Roger (57). Darré (56), étudiant l'influence des lésions du rein sur les surrénales, arrive à des conclusions semblables. Après suppression des fonctions rénales,

ou lésions bilatérales graves des reins, les surrénales présentent,
d'abord pendant quelques heures, une suractivité fonctionnelle,
qui se traduit par de la congestion, une augmentation de la lécithine dans les cellules de la couche fasciculée, et une prolifération cellulaire des couches glomérulaire, spongieuse et fasciculée ;
après quelques heures, la déchéance de la glande se manifeste,
par des hémorragies abondantes et par des lésions cellulaires
dégénératives. Après lésion d'un seul rein, on observe, au contraire, indéfiniment, les modifications anatomiques qui caracté-
risent l'hypérépinéphrie, augmentation de volume de l'organe,
hypertrophie des cellules glomérulaires et fasciculées, abondance
de la lécithine.

Il n'est pas d'organe un peu sensible, qui ne soit impressionné
par les lésions rénales : le cœur et l'appareil circulatoire eux
aussi subissent des modifications. Nous connaissons depuis longtemps l'hypertrophie ventriculaire et l'hypertension artérielle
des malades atteints de lésions scléreuses du rein ; Albarran a
décrit de l'hypertrophie et de la myocardite, dans le cœur des
malades atteints de cancer du rein ; il n'est pas à notre avis, de
lésions rénales qui n'aient leur retentissement sur le cœur, nous
l'avons constaté maintes fois, dans nos expériences et dans la clinique. Le sang lui-même est modifié dans sa formule, plusieurs
auteurs et dernièrement encore Ignatowsky, ont signalé la leu-
cocytose qui accompagne les lésions rénales ; cette augmentation
des globules blancs, trouve une explication toute naturelle, dans
la suractivité des organes hématopoiétiques en rapport avec la
fonction antitoxique. Le tube digestif lui-même est influencé par
les maladies du rein, comme le prouvent les troubles intestinaux
bien connus, qui surviennent dans l'urémie. On peut conclure
de ces faits, que les lésions du rein ne retentissent pas, seulement, sur le rein du côté opposé, mais qu'elles ont une action
beaucoup plus générale, et impressionnent tous les organes de
l'individu. Remarquons, en passant, que tous ces faits vont directement contre la théorie du réflexe réno-rénal et de l'action élective des néphrotoxines.

Le rein malade agit, surtout, sur le rein sain, par ses toxines

et par ses microbes ; aussi est-ce surtout dans les maladies infectieuses du rein que l'on observe des altérations du côté opposé. Ces
faits s'expliquent facilement : quand un rein est envahi, par une
infection microbienne banale ou spécifique, telle que la tuberculose, sa fonction urinaire diminue beaucoup, d'où un surcroît de
travail, pour le rein du côté opposé. De plus, ce foyer infectieux
déverse, dans la circulation, des toxines et des microbes, dont
les mauvais effets vont se faire sentir, sur tous les organes de
l'individu et sur le rein du côté opposé : celui-ci doit dès lors faire
face à la dépuration urinaire, et en même temps, à l'élimination
des poisons microbiens, d'où un surcroît de travail considérable.
Tant que le rein est à la hauteur de ces fonctions, et que la quantité de poison à éliminer, n'est pas au dessus de ses forces, il reste
indemne, mais, soit qu'à la longue ses éléments cellulaires se
fatiguent, comme dans tout organe surmené, soit que la quantité
de poison à éliminer va en augmentant, il arrive un moment où
le rein est débordé : il ne peut plus suffire à débarrasser l'organisme des poisons circulants, et il subit les mauvais effets de l'intoxication progressive, qui résulte de son insuffisance. A notre
avis, les lésions du rein sain, dans les cas où elles existent, sont
en général la conséquence et l'expression d'une insuffisance
rénale relative. Dans les lésions infectieuses du rein, un autre
facteur est aussi en cause, pour produire des altérations du rein
opposé, c'est la présence de microbes dans la circulation, et
leur arrêt au niveau du rein sain, soit pour y être éliminés, soit
pour y être phagocytés, soit pour y coloniser, si le rein, mis en
état de moindre résistance par un travail excessif, est insuffisant
à lutter contre l'envahissement des germes. Nous avons vu, dans
les infections du rein, la glande congénère présenter quelquefois, des localisations infectieuses secondaires, visibles à l'œil nu,
et presque toujours de l'infiltration leucocytaire, probablement
en rapport avec la présence de microbes dans cet organe. De
même, dans la tuberculose on admet à la suite des travaux de
Jousset (58), que les lésions du rein ne sont pas, uniquement,
dues à l'élimination des toxines, mais aussi à la présence de

bacilles de Koch, même, quand on n'observe pas, de lésions spécifiques tuberculeuses.

Ces données expliquent bien les lésions rénales, dans les infections banales ou spécifiques du rein opposé. Dans le cancer, les altérations de ce rein relèvent d'une cause analogue. Il est classique, actuellement, de considérer le cancer, comme une glande à sécrétion interne, qui déverse dans la circulation, des cytotoxines d'une virulence variable. Ce sont ces poisons, qui expliquent la déchéance de l'organisme, chez les néoplasiques, et les lésions du rein et des autres organes, foie et cœur en particulier. Le rein est, peut-être, plus atteint, proportionnellement, que les autres organes, parce qu'il supporte, en plus de l'influence néfaste des cytotoxines, un surcroît de travail, résultant du mauvais fonctionnement du rein cancéreux. Le terme de néphrite toxémique, appliqué par Albarran, aux lésions du rein dans le cas de cancer de l'autre est donc tout à fait juste.

Nous nous sommes déjà expliqués, plus haut, sur le mécanisme des lésions du rein, dans le cas de calcul du rein opposé : nous ne croyons pas du tout, dans ce cas comme dans les autres, à une action spécifique réno-rénale, et nous rattachons les altérations des deux reins à une cause unique, à la diathèse, aux modifications de l'état général, à l'altération de la formule sanguine. Il s'agit d'une néphrite diathésique, suivant l'expression d'Albarran ; il peut y avoir des différences de degré, dans les lésions des deux reins, l'un peut contenir des calculs, l'autre n'avoir qu'un peu de néphrite, mais dans l'un et l'autre cas, ces altérations relèvent de la même cause générale, le calcul et la néphrite sont l'un et l'autre d'origine diathésique.

Pour nous résumer, à la fin de ce chapitre, nous dirons, qu'il n'y a que quelques maladies du rein qui retentissent sur le rein du côté opposé, ce sont les affections microbiennes ou néoplasiques. Ces maladies du rein n'ont pas une action élective et spécifique, mais elles atteignent et modifient tous les organes principaux de l'individu, et ne se comportent pas en somme différemment que les lésions infectieuses ou néoplasiques d'un autre organe. Rien ne permet d'affirmer l'existence d'influences réno-rénales spécifiques, et les deux reins paraissent se comporter, bien plus comme deux organes isolés et indépendants l'un de l'autre, que comme deux glandes couplées et étroitement unies l'une à l'autre dans leurs fonctions et leurs maladies.

EXPÉRIENCES

Hydronéphrose. — *Chien 1*. — Chien noir genre bulldog ; poids
10 kg 700. Les urines sont recueillies chaque jour et analysées.

1er décembre : quantité d'urine 580. Urée en 24 h. 5^g20
2 — — 550 — 5.40

Le 3 décembre, l'animal est opéré. Section de l'uretère droit entre
2 ligatures, par la voie lombaire, à 8 ou 10 centimètres au dessous du
bassinet. L'animal est anesthésié par une injection de chloral morphine
intrapéritonéale.

3 décembre : quantité d'urine 150. Urée en 24 h. 2^g50
4 — — 240 — 3.75
5 — — 300 — 4.25
6 — — 400 — 6.00
7 — — 410 — 6.50
8 — — 480 — 6.00
9 — — 550 — 5.80
10 — — 600 — 5.40
11 — — 600 — 5.50
12 — — 520 — 5.80
13 — — 550 — 6.00
14 — — 540 — 5.20
15 — — 580 — 5.75
16 — — 600 — 5.20

A partir de ce jour les urines sont recueillies irrégulièrement et de
loin en loin.

28 décembre : quantité d'urine 550. Urée en 24 h. 5.20
15 janvier — 580 — 6.00
25 février — 600 — 5.60
18 mars — 580 — 5.00
5 décembre — 550 — 5.40

L'animal est sacrifié le 6 décembre, sans anesthésie, par section de l'artère fémorale ; mort en 1 minute et demie.

Rein droit : grosse hydronéphrose pesant 280 gr. Le rein est réduit à une coque fibreuse épaisse de 2 à 3 millimètres ; il n'y a plus de traces de tissu rénale. Sur la face interne de la coque, on voit des saillies fibreuses, qui cloisonnent en partie la poche. Celle-ci contient un liquide limpide. L'uretère est dilaté gros comme le petit doigt et fortement sinueux.

Rein gauche pèse 75 grammes. Apparence normale, décortication facile. A la coupe les couches corticale et médullaire sont nettement délimitées. Autres organes sains.

Le poids de l'animal qui était au moment de l'opération de 10 kg. 700, est le 15 décembre de 10 kg. 600 ; le 28 décembre de 10 kg. 800, 15 janvier de 10 kg. 900, 18 mars de 10 kg. 400, le 5 décembre de 10 kg. 400.

La recherche de l'albumine avant l'opération montra des traces de cette substance qui persistèrent sans augmentation ni diminution dans les examens ultérieurs.

Hydronéphrose. — *Chien 2.* — Chien noir et blanc à poil long, du poids de 15 kg. 100.

5 janvier : quantité d'urine	640.	Urée en 24 h.	6ᵍ60	
6 —	—	680	—	7.00

Le 7 janvier, on pratique chez l'animal anesthésié par le chloral morphine, une ligature simple de l'uretère droit par voie lombaire.

7 janvier : quantité d'urine	140.	Urée en 24 h.	2.30	
8 —	—	260	—	4.80
9 —	—	280	—	4.80
10 —	—	280	—	
11 —	—	300	—	5.00
12 —		320	—	
13 —	—	300	—	
14 —	—	280	—	
15 —	—	450	—	6.20
16 —	—	520	—	
17 —	—	640	—	
18 —	—	600	—	
19 —	—	650	—	
20 —	—	660	—	7
21 —	—	650	—	
25 février	—	600	—	6.50
18 mars	—	580	—	6.20
1ᵉʳ juin	—	650	—	6.80
5 décembre	—	680	—	6.40

L'animal est sacrifié le 6 décembre par section de la fémorale sans anesthésie.

Rein droit : hydronéphrose énorme 550 gr.

Rein entièrement détruit et réduit à l'état d'une vaste poche contenant un liquide citrin.

Rein gauche, d'aspect normal, pèse 95 gr., se laisse facilement décortiquer. Sain à la coupe. Autres organes normaux. Le poids de l'animal le jour de la mort est de 15 kg. 750. Il était de 14 kg. 850 le 15 janvier, 15 kg. 60 le 25 février ; 15 kg. 400 le 18 mars ; 15 kg. 400 le 1er juin.

Les urines présentaient de l'albumine en petite quantité le jour de l'opération. On en retrouva des proportions semblables dans les examens ultérieurs.

Pyonéphrose. — *Chien 3*. — Petit chien jaune du poids de 6 kg. 200.

5 février : quantité d'urine 320. Urée en 24 h. 4, 20.

Le 6 février l'animal est opéré. Après anesthésie au chloral morphine, on pratique la ligature de l'uretère gauche.

6 février : quantité d'urine	50. Urée en 24 h.	1.20
7 — —	120 —	3.00
8 — —	200 —	3.20
9 — —	220 —	3.40
10 — —	260 —	5.00
11 — —	240 —	4.80
12 — —	240 —	3.50
13 — —	280 —	4.00
14 — —	350 —	4.20
15 — —	340 —	3.80

Le 16 février on fait une petite incision dans la région lombaire gauche au niveau de la première cicatrice. On injecte dans l'uretère au-dessus de la première ligature une goutte de culture pure de colibacille diluée dans 10 gouttes d'eau. On fait une nouvelle ligature urétérale au-dessus du point où a été enfoncée l'aiguille de Pravaz et l'on extirpe le segment de l'uretère qui a été perforé.

16 février : quantité d'urine	250. Urée en 24 h.	2g 00
17 — —	300 —	3.50
18 — —	280 —	3.50
19 — —	280 —	3.20
20 — —	300 —	3.50
21 — —	260 —	3.40
22 — —	260 —	2.80

23 février : quantité d'urine 240. Urée en 24 h. 2ᵍ 60

24	—	—	280	—	3.00
25	—	—	280	—	3.00
26	—	—	200	—	2.80
27	—	—	240	—	3.00
28	—	—	250	—	2.60
1ᵉʳ mars		—	220	—	2.20
2	—	—	160	—	2.10
3	—	—	180	—	2.00
4	—	—	140	—	1.80
5	—	—	140	—	1.80
6	—	—	150	—	2.00
7	—	—	180	—	2.20
8	—	—	120	—	1.80
9	—	—	160	—	1.50
10	—	—	100	—	0.80

Le 11 l'animal est trouvé mort. A l'autopsie on trouve un rein gauche pesant 140 gr. Le rein est transformé en poche purulente, et presque tout le tissu noble a disparu ; ce qui en reste est fortement infiltré et contient de petits abcès miliaires.

Rein droit 25 gr., de couleur rouge violacée. A la coupe on ne trouve pas d'abcès ni de zones d'infiltration.

Les autres organes sont sains, sauf la rate qui contient plusieurs petits abcès.

Le poids de l'animal qui était au début de 6 kg. 200 est le 15 février de 6 kg. 100, le 25 février de 5 kg. 750, le 1ᵉʳ mars de 5 kg. 400, et le 11 mars de 5 kg. 400.

L'albuminurie qui était très légère sous forme de traces au début, augmente après l'inoculation de colibacille :

Le 23 février il y a 0.20 d'albumine, le 28 février 0.45, le 5 mars 1 gr.

Néphrectomie. — *Chien 4.* — Chien genre caniche 10 kg. 200. Les urines recueillies pendant 3 jours avant l'opération présentent des traces d'albumine et les proportions suivantes :

12 octobre : quantité d'urine 400 cm³. Urée en 24 h. 4.60					
13	—	—	450	—	3.80
14	—	—	450	—	4.20

Le 15 octobre, l'animal est anesthésié au chloral morphine et opéré. Néphrectomie gauche par la voie lombaire ; le rein enlevé est d'apparence normale et pèse 32 gr.

15 octobre : quantité d'urine 100. Urée en 24 h. 1.80
16	—	—	250	—	2.20
17	—	—	370	—	2.40
18	—	—	320	—	4.50
19	—	—	460	—	4
20	—	—	420	—	4.60
21	—	—	520	—	4.80
22	—	—	560	—	4.40
23	—	—	600	—	4
24	—	—	580	—	4.80
25	—	—	550	—	3.80
26	—	—	570	—	4.40
27	—	—	520	—	4
28	—	—	580	—	4.30
29	—	—	550	—	4
30	—	—	570	—	3.60
31	—	—	500	—	4.40
1er novemb.	—	450	—	3.80	
2	—	—	400	—	4.60
3	—	—	450	—	4
4	—	—	480	—	4.20
5	—	—	400	—	4.50
6	—	—	360	—	4.30
7	—	—	410	—	4.40
8	—	—	460	—	4.
15	—	—	490	—	4.40

L'albumine recherchée le 10e, 20e, 30e jour existait sous forme de traces comme avant l'intervention.

Le poids de l'animal était le 24 octobre de 10 kg. 100, le 3 novembre de 10 kg. 300, le 15 novembre de 10 kg. 400.

L'animal est sacrifié le 15 novembre soit 31 jours après l'intervention par section de la fémorale sans anesthésie. Le rein droit est volumineux, de couleur et d'apparence normales, il pèse 48 gr.

Néphrectomie. — *Chien 5.* — Petit chien jaune à poil long, du poids de 6 kg. 250. Les urines sont recueillies pendant 3 jours avant l'opération, elles ne contiennent pas d'albumine et présentent les proportions suivantes :

3 octobre : quantité d'urine 280. Urée en 24 h. 3.50
4	—	—	330	—	3
5	—	—	330	—	3

Le 6 octobre l'animal est anesthésié au chloral morphine et opéré. Néphrectomie gauche par la voie lombaire ; le rein enlevé est d'apparence normale et pèse 18 grammes.

6 octobre : quantité d'urine	40.	Urée en 24 h.	0.80
7 — —	130	—	1.80
8 — —	180	—	3.20
9 — —	340	—	4.20
10 — —	400	—	3.60
11 — —	340	—	3
12 — —	300	—	2.60
13 — —	330	—	3.80
14 — —	300	—	3.40
15 — —	330	—	3.60
16 — —	360	—	4
17 — —	300	—	3.20
18 — —	270	—	3
19 — —	340	—	4
20 — —	340	—	3.80
21 — —	400	—	4.40
22 — —	380	—	3.40
23 — —	450	—	3.60
24 — —	430	—	3.30
25 — —	360	—	4
26 — —	400	—	3.60
27 — —	340	—	4.20
28 — —	420	—	4.60
29 — —	440	—	4.80
30 — —	380	—	4.40
6 décembre —	450	—	4.80
6 janvier —	520	—	5.60

La recherche de l'albumine pratiquée après 10, 20, 30 jours, 2 mois et 3 mois fut toujours négative.

Le poids de l'animal s'accrût notablement dans les mois qui suivirent l'intervention, il était le 15 octobre de 6 kg. 200, le 29 octobre de 6 k. 600, le 6 décembre de 6 kg. 900, le 6 janvier de 7 kg. 300. Il faut dire qu'il s'agissait d'un animal jeune qui n'avait pas terminé sa croissance avant l'opération.

L'animal fut sacrifié le 6 janvier soit 3 mois après la néphrectomie. Le rein droit était volumineux d'apparence normale et pesait 29 grammes.

Néphrectomie. — *Chien 6.* — Jeune chien genre fox-terrier, blanc et noir, du poids de 4 kg. 500. Les urines sont recueillies pendant 3 jours avant l'opération, elles ne contiennent pas d'albumine et présentent les proportions suivantes :

3 octobre :	quantité d'urine	300.	Urée en 24 h.	2.40
4 —	—	260	—	3.00
5 —	—	340	—	2.60

Le 6 octobre l'animal est anesthésié au chloral morphine et opéré. Néphrectomie gauche par la voie lombaire ; le rein enlevé est d'apparence normale et pèse 17 gr. L'animal guérit sans incident.

6 octobre :	quantité d'urine	60.	Urée en 24 h.	1.00
7 —	—	140	—	1.20
8 —	—	160	—	1.20
9 —	—	280	—	3.50
10 —	—	320	—	3.00
11 —	—	300	—	3.20
12 —	—	340	—	2.40
13 —	—	400	—	2.60
14 —	—	380	—	3.40
15 —	—	440	—	3.80
16 —	—	400	—	3.60
17 —	—	460	—	3.60
18 —	—	420	—	4.00
19 —	—	420	—	3.60
20 —	—	460	—	4.20
21 —	—	400	—	4.60
22 —	—	380	—	3.60
23 —	—	400	—	3.60
24 —	—	460	—	4.20
25 —	—	440	—	3.80
26 —	—	460	—	3.60
27 —	—	420	—	3.80
6 décembre	—	480	—	4.20
10 janvier	—	520	—	4.00
15 avril	—	560	—	4.40
8 juillet	—	520	—	4.80
10 septembre	—	580	—	4.60

La recherche de l'albumine faite de temps en temps fut toujours négative.

L'animal continua sa croissance et son poids s'éleva beaucoup : le 15 octobre il pèse 4 kg. 900, le 24 octobre, 5 kg. 050, le 27, 5 kg. 100, le 10 janvier, 5 kg. 400, le 15 avril, 5 kg. 700, le 8 juillet, 5 kg. 900, le 10 septembre, 5 kg. 800.

L'animal est sacrifié le 10 septembre, soit 10 mois après la néphrectomie ; le rein droit pesait 36 gr. et était d'apparence normale.

Néphrectomie. — *Chien 7.* — Chien à long poil genre épagneul noir et blanc ; poids 7 kg. 300. Les urines sont recueillies, pendant 3 jours, elles ne contiennent pas d'albumine et présentent les proportions suivantes :

27 février : quantité d'urine 400.		Urée en 24 h. 3.60		
28 —	—	440	—	3.20
1er mars	—	420	—	3.60

Le 2 mars, l'animal est anesthésié au chloral morphine et opéré. Néphrectomie gauche par la voie lombaire ; le rein enlevé est d'apparence normale et pèse 28 gr. L'animal guérit sans incident.

2 mars : quantité d'urine 120.		Urée en 24 h. 0.80		
3 —	—	160	—	1.20
4 —	—	180	—	1.40
5 —	—	280	—	4.60
6 —	—	460	—	5.00
7 —	—	440	—	4.20
8 —	—	460	—	3.80
9 —	—	400	—	3.00
10 —	—	380	—	3.40
11 —	—	360	—	3.20
12 —	—	460	—	3.40
13 —	—	480	—	4.20
14 —	—	520	—	4.00
15 —	—	440	—	3.20
16 —	—	440	—	3.60
17 —	—	400	—	3.60
18 —	—	360	—	4.20
19 —	—	380	—	3.40
20 —	—	480	—	3.80
21 —	—	460	—	3.00
22 —	—	380	—	3.20
23 —	—	420	—	3.40
24 —	—	400	—	3.00
25 —	—	480	—	3.60

Maugeais

26 mars : quantité d'urine 460 Urée en 24 h. 3.40
20 avril   —   440   —   4.20
 5 septembre   —   480   —   3.80

La recherche de l'albumine après la néphrectomie fut complètement négative.

Le poids de l'animal était le 11 mars de 7 kg. 100, le 21 mars 7 kg. 400, le 20 avril de 7 kg. 500, et le 5 septembre de 7 kg. 400. L'animal est sacrifié le 6 septembre, soit 6 mois après l'opération, par section de la fémorale sans anesthésie. Le rein droit est volumineux, d'apparence normale et pèse 38 grammes. Les autres organes sont sains.

Néphrectomie. — Observation de Tuffier (expérience 4 *bis* in *Etudes expérimentales sur la chirurgie du rein*).

Avant l'intervention l'animal présente une quantité d'urine de 350 cmc. avec 3 gr. 30 d'urée.

Le 20 décembre l'animal est anesthésié par le chloroforme. Laparotomie médiane. Néphrectomie droite transpéritonéale, le rein enlevé pèse 20 gr.

20 décembre : quantité d'urine   0. Urée en 24 h. 0
21   —   —   0   —   0
22   —   —   170   —   4.00
23   —   —   310   —   3.60
24   —   —   190   —   2.80
25   —   —   210   —   3.50
26   —   —   250   —   3.40
27   —   —   300   —   3.60
28   —   —   360   —   3.80
29   —   —   400   —   3.60
30   —   —   480   —   3.70
31   —   —   460   —   4.00

Le 2 janvier l'auteur pratique une néphrectomie partielle du rein gauche.

Hydronéphrose. — *Lapin 1*. — 24 octobre. Poids 2 kg. 900. Quantité d'urine 150 cm³ en 24 h. Urée par jour 1 gr. 40. Recherche de l'albumine négative.

25 octobre ligature au catgut de l'uretère gauche par la voix lombaire sans anesthésie.

25 octobre : quantité d'urine 20. Urée en 24 h. 0.50
26   —   —   60   —   1.10
27   —   —   80   —   1.20

28 octobre : quantité d'urine	120.	Urée en 24 h.	1.50
29 —	—	170 —	1.80
30 —	—	170 —	1.40
31 —	—	150 —	1.30
1er novembre	—	180 —	1.40
2 —	—	200 —	1.50
3 —	—	190 —	1.60
4 —	—	160 —	1.80
5 —	—	150 —	1.60
30 —	—	140 —	2.00
15 décembre	—	160 —	2.10
13 janvier	—	160 —	1.50
15 avril	—	150 —	1.80
24 août	—	140 —	1.90

Le 25 août l'animal est sacrifié, par traumatisme bulbaire. Le rein gauche présente une grosse hydronéphrose pesant 60 gr. ; à la coupe on constate qu'il ne reste plus de tissu rénal. Le rein droit est volumineux, d'apparence normale, et pèse 12 grammes 50 ; les autres organes sont sains.

La recherche de l'albumine faite à plusieurs reprises après l'opération a toujours été négative.

Le poids de l'animal était le 30 octobre de 2 kg. 800 ; le 30 novembre de 3 kg. 100 ; le 15 décembre de 3 kg. 250 ; le 13 janvier, le 15 avril et le 24 août de 3 kg. 300.

Hydronéphrose. — *Lapin 2.* — 24 octobre. Poids 2 kg 200. Quantité d'urine 140 cm³. Urée par jour 1 gr. 20. Recherche de l'albumine négative.

25 octobre, ligature au catgut de l'uretère gauche par la voie lombaire sans anesthésie.

25 octobre : quantité d'urine	40.	Urée en 24 h.	0.50
26 —	—	80 —	0.60
27 —	—	80 —	0.70
28 —	—	100 —	1.20
29 —	—	130 —	1.50
30 —	—	150 —	1.60
31 —	—	150 —	1.20
1er novemb.	—	140 —	1.20
2 —	—	150 —	1.40
3 —	—	140 —	1.60
—	—	160 —	1.80

5 novemb. : quantité d'urine 155. Urée en 24 h. 1.40
30   —   —   160   —   1.70
15 décembre   —   140   —   1.60
13 janvier   —   105   —   1.80
15 avril   —   160   —   1.60
24 août   —   140   —   1.50

Le 25 août l'animal est sacrifié par traumatisme bulbaire. Le rein gauche présente une grosse hydronéphrose pesant 65 grammes ; le rein est réduit à l'état de coque fibreuse. Le rein droit est volumineux, d'apparence normale à l'extérieur et à la coupe, et se laisse facilement décortiquer. Il pèse 12 gr. Autres organes sains. Le poids de l'animal était le 30 octobre de 2 k. 100, le 30 novembre et le 15 décembre de 2 k. 600 ; le 13 janvier de 2 kg. 800 ; le 15 avril et le 24 août de 2 k. 900. L'animal n'a jamais présenté d'albuminurie après l'opération.

Hydronéphrose. — *Lapin 3.* — 24 octobre, 2 kg. 500. Ligature de l'uretère gauche par la voie lombaire sans anesthésie. Pas d'albumine dans les urines avant l'intervention. Le 30 novembre l'animal pèse 2 k. 900 ; pas d'albumine ; 13 janvier 3 kg. 050, pas d'albumine ; 15 avril 3 kg. 200, pas d'albumine. L'animal est sacrifié le 30 avril, il pèse 3 kg. 200. Le rein gauche présente une grosse hydronéphrose pesant 70 gr. Le rein est réduit à l'état de coque fibreuse. Le rein droit pèse 12 grammes, est d'apparence normale à la surface et à la coupe ; autres organes sains. Pas d'albumine dans les urines.

Hydronéphrose. — *Lapin 4.* — 24 octobre, 1 kg. 900 ; ligature de l'uretère gauche par la voie lombaire sans anesthésie. Traces d'albumine dans les urines. 30 novembre l'animal pèse 2 kg. ; traces d'albumine ; 15 décembre, poids 2 kg. 150, albumine 0,10 par litre ; 25 janvier l'animal est sacrifié, il pèse 2 kg. 300, ses urines contiennent 0 g. 17 d'albumine par litre ; rein gauche présente une hydronéphrose marquée, le bassinet et l'uretère sont fortement dilatés, il reste encore un peu de substance corticale, ce rein pèse 25 grammes. Rein droit pèse 10 gr. 50, est de couleur un peu pâle ; autres organes sains.

Hydronéphrose. — *Lapin 5.* — 2 juin, 2 kg. 200. Intervention sur le rein gauche par la voie lombaire sans anesthésie ; on se propose de produire une hydronéphrose ouverte, pour cela, on passe un fil de soie sous l'uretère, puis on l'attire en haut et on le fixe dans cette position. Il en résulte une coudure à angle aigu de l'uretère. Pas d'albumine dans les urines le jour de l'intervention. 10 juin 2 kg. 150, pas d'albumine. 2 août l'animal est sacrifié, il pèse 2 kg. 325, pas d'albumine. Le rein gauche présente une grosse hydronéphrose de 55 grammes, ayant détruit à peu près tout le rein, sauf une mince couche de substance corticale. Le rein droit est d'apparence normale et pèse 12 grammes ; autres organes sains.

Hydronéphrose. — *Lapin 6.* — 2 juin, 1 kg. 875, pas d'albumine dans l'urine. Ligature de l'uretère gauche par la voie lombaire sans anesthésie. 2 juillet 2 kg. 200, l'animal est sacrifié. Pas d'albumine. Le rein gauche présente une hydronéphrose déjà volumineuse, le bassinet et l'uretère sont dilatés, la substance médullaire à peu près entièrement disparue, la substance corticale encore assez épaisse. Rein droit 12 gr. apparence normale ; autres organes sains.

Hydronéphrose. — *Lapin 7.* — 2 juin, 1 kg. 900, pas d'albumine. Ligature de l'uretère gauche par la voie lombaire sans anesthésie. 17 juin 2 kg. 050, pas d'albumine. L'animal est sacrifié. Le rein gauche pèse 22 gr., présente une dilatation marquée du bassinet et de l'uretère, et une atrophie déjà très marquée du tissu noble. Rein droit 10 gr. 50, apparence normale ; autres organes sains.

Hydronéphrose. — *Lapin 8.* — 2 juin, 1 kg. 650. Pas d'albumine. Ligature de l'uretère gauche par la voie lombaire sans anesthésie. Le 5 juin, l'animal est trouvé mort, il pèse 1 kg. 600 ; à l'autopsie, on trouve un rein gauche unique ; il est volumineux, pèse 18 grammes et d'apparence violacée. Le bassinet présente déjà une légère dilatation. L'uretère est unique, le pédicule vasculaire normal. Du côté droit pas traces de rein.

Hydronéphrose. — *Lapin 9.* — 15 juin, 2 kg. 400 ; intervention par la voie lombaire sur le rein gauche sans anesthésie ; on se propose de faire une hydronéphrose ouverte ; pour cela on passe un fil de soie sous l'uretère, on l'attire en haut, et on le fixe dans cette position ; il en résulte une coudure à angle aigu de l'uretère. 25 juin, 2 kg. 300, l'animal est sacrifié. Le rein gauche présente une augmentation de volume notable, il pèse 28 grammes. L'uretère et le bassinet sont fortement dilatés, la substance médullaire en grande partie atrophiée. Rein droit 10 gr. 50 d'apparence normale. Autres organes sains. Pas d'albumine avant l'intervention, recherche négative également le 25 juin.

Hydronéphrose. — *Lapin 10.* — 15 juin, 1 kg. 900 ; pas d'albumine. Ligature de l'uretère gauche par la voie lombaire sans anesthésie. 20 juin, 1 kg. 800, pas d'albumine. Rein gauche rouge violacé, bassinet un peu dilaté, poids 9 grammes. Rein droit 8 gr. 50, apparence normale. Autres organes sains.

Pyonéphrose. — *Lapin 11.* — 15 juin, 2 kg. 200 ; quantité d'urine 140. Urée en 24 heures 1 gr. 10, pas d'albumine. Ligature de l'uretère gauche par voie lombaire sans anesthésie, pratiquée le 16 juin.

16 juin : quantité d'urine 40. Urée en 24 h. 0.60
17 —   —   80   —   0.90
18 —   —   120   —   1.10

19 juin : quantité d'urine	120.	Urée en 24 h.	1.50
20 —	— 150	—	1.60
21 —	— 130	—	1.80
22 —	— 120	—	0.80
23 —	— 140	—	1.30
24 —	— 160	—	1.40
25 —	— 150	—	1.20
26 —	— 130	—	1.40

Le 27 juin, on injecte dans l'uretère au-dessus de la ligature, une goutte de culture jeune de colibacille diluée dans 10 volumes d'eau. On met sur l'uretère une nouvelle ligature, au-dessus du point qui a été perforé, et on résèque le segment compris entre les deux ligatures.

27 juin : quantité d'urine	80.	Urée en 24 h.	0.60
28 —	— 120	—	1.30
29 —	— 140	—	1.00
30 —	— 100	—	1.20
1er juillet	— 160	—	1.10
2 —	— 180	—	1.40
3 —	— 120	—	1.30
4 —	— 120	—	1.00
5 —	— 110	—	0.90
6 —	— 130	—	0.80
10 —	— 100	—	0.90
15 —	— 120	—	0.50
18 —	— 100	—	0.60
22 —	— 100	—	0.50

Le 25 juillet l'animal est trouvé mort. A l'autopsie on trouve du côté gauche une pyonéphrose volumineuse pesant 45 gr., adhérente aux tissus voisins. A la coupe on trouve du pus clair, qui examiné au microscope, fait voir des colibacilles à l'état de pureté. Il reste un peu de tissu rénal à la périphérie de la poche, mais celui-ci est fortement infiltré et contient de petits abcès. Rein droit 8 gr. de couleur un peu foncée, laisse échapper beaucoup de sang dans la coupe, ne présente pas à l'œil nu de traces d'infection ; l'urine contenue dans le bassinet est claire. La rate est grosse, congestionnée, et présente en deux points des petits abcès.

Le poids de l'animal était le 22 juin de 2 kg. 100, le 26 juin à la veille de l'inoculation de colibacille de 2 kg. 500 ; le 6 juillet il tombe à 2 kg. 100 ; le 10 à 2 kg. ; le 15 à 1 kg. 800 ; le 18 à 1 kg. 700 et le jour de la mort il n'est plus que d'un kilog et demi.

L'albumine n'existait pas dans l'urine, le jour de l'inoculation microbienne : 9 jours après il y en a des traces, et la veille de la mort il y en a
0,15 au litre.

Pyonéphrose. — *Lapin 12*. — 2 juin, 2 kg. 500 ; quantité d'urine
180 cm³. Urée en 24 h., 1 gr. 70.

Le 3 juin, ligature de l'uretère gauche et injection au-dessus, dans le
bassinet d'une goutte de pus de furoncle diluée dans l'eau distillée.

3 juin : quantité d'urine	20.	Urée en 24 h.	0.30
4 —	—	40	—	0.50
5 —	—	50	—	0.70
6 —	—	140	—	1.50
7 —	—	170	—	1.80
8 —	—	160	—	1.40
9 —	—	140	—	1.60
10 —	—	40	—	0.70
11 —	—	100	—	1.10
12 —	—	120	—	1.08
13 —	—	100	—	1.30
14 —	—	80	—	1.00
15 —	—	110	—	0.90
16 —	—	80	—	1.00
17 —	—	120	—	0.80
18 —	—	140	—	0.90
30 —	—	100	—	0.80
5 juillet	–	80	—	1.00

Pendant les 7 ou 8 premiers jours l'animal se porte assez bien, mais
à partir du 9e jour il devient triste, mange de mauvais appétit et maigrit
sensiblement. Le 6 juillet il est très malade, on le tue. A l'autopsie on
trouve un rein gauche volumineux rouge congestionné adhérent aux
tissus voisins, il pèse 60 grammes. A la coupe il s'échappe une grande
quantité de pus franc et épais ; le tissu rénal est entièrement disparu,
il ne reste plus qu'une épaisse coque fibreuse. Le rein droit est un peu
rouge, il n'est pas sensiblement augmenté de volume, il pèse 8 gr. 50. Il
paraît normal à la coupe et se laisse facilement décortiquer. On ne voit
nulle part à l'œil nu de foyers infectieux. Le foie est gras, pèse 120 gr.
et présente quelques petits abcès, les uns crûs et les autres ramollis. Les
autres organes sont normaux, le poids de l'animal était le 10 juin de
2 kg. 400, le 18 juin de 2 kg. 100, le 30 juin de 2 kg. et le 6 juillet de
1 kg. 900.

L'albumine n'existait pas avant l'opération, 4 jours après, le 6 juin il y en a des traces ; le 13 juin il y en a 0,20 par litre et le 6 juillet 0,40.

Pyonéphrose. — *Lapin 13*. — 2 juin, 2 kg. 700 ; quantité d'urine 200 cmc. Urée en 24 h. 1 gr. 70.

Le 3 juin, l'animal est opéré sans anesthésie ; découverte du rein gauche par la voie lombaire; on injecte dans l'uretère une goutte de culture de colibacille diluée dans 10 gouttes d'eau. L'uretère est liée au-dessus et au-dessous du point qui a été perforé et le segment intermédiaire est réséqué.

3 juin :	quantité d'urine	60.	Urée en 24 h.		0.30
4 —	—	100	—		1.20
5 —	—	20	—		1.00
6 —	—	120	—		0.90
7 —	—	140	—		1.10
8 —	—	130	—		0.70
9 —	—	170	—		1.80
10 —	—	160	—		1.40
11 —	—	180	—		1.60
12 —	—	160	—		1.20
13 —	—	170	—		1.20
14 —	—	100	—		1.30
15 —	—	60	—		1.10
16 —	—	70	—		1.20
17 —	—	50	—		0.90
18 —	—	80	—		1
19 —	—	40	—		0.90

Le 20 juin l'animal est très mal, on le sacrifie. A l'autopsie, on trouve un rein gauche, de couleur violacée, légèrement adhérent au niveau du hile. A la coupe, il s'échappe du pus très liquide ou plus exactement de l'urine fortement purulente. Il reste encore une couche assez épaisse de tissu rénal, mais celui-ci est infiltré, et rempli de petits abcès. Le rein droit est d'apparence à peu près normale, il pèse 8 gr. A la coupe la substance corticale est de couleur très foncée et contient quelques petits abcès crus disséminés.

La rate est grosse et présente de la périsplénite. Autres organes normaux.

Le poids de l'animal était le 10 juin de 2 kg. 600, le 17 de 2 kg. 100 et le 19 de 1 kg. 800. L'albumine qui n'existait pas le jour de l'intervention, fut décelée dès les premiers jours après. Le 7 juin il y en a 0.10 ; le 12, 0.45, le 16, 0.60.

Pyélonéphrite. — *Lapin 14*. — 8 octobre, 2 k. 900. L'animal est opéré sans anesthésie ; découverte du rein gauche par la voie lombaire, injection d'une goutte de culture pure de colibacille dans le bassinet ; on ne fait pas de ligature de l'uretère, mais pour favoriser l'infection, on malaxe assez fortement le rein entre les doigts. L'urine du rein sain ne pouvant être recueillie isolément on néglige de collecter et examiner les urines.

> Le 20 octobre l'animal pèse 2 kg. 800
> Le 15 novembre   —   2 kg. 700
> Le 15 décembre   —   2 kg. 650

Le 10 janvier l'animal est sacrifié, il pèse 2 kg. 650. A l'autopsie on trouve un rein gauche petit, dur, adhérent, rétracté. A la coupe on constate que le bassinet est épaissi et rempli de pus qui regardé au microscope fait voir de nombreux coli-bacilles. Le sommet des pyramides est détruit, la couche corticale est de couleur pâle sans limites nettes ; on y trouve quelques abcès crus ; au pôle supérieur du rein on remarque une zone très nette de néphrite rayonnante. L'uretère est augmenté de volume et induré. En somme pyélonéphrite typique.

Le rein droit est de couleur pâle à la surface et à la coupe ; il se laisse facilement décortiquer. Pas de pus dans le bassinet, pas d'abcès dans le tissu rénal. Poids 8 gr. 25.

Autres organes normaux, pas traces d'infection du côté du foie et de la rate.

Pyélonéphrite. — *Lapin 15.* — 8 octobre, 2 kg 500. L'animal est opéré sans anesthésie ; découverte du rein gauche par la voie lombaire ; injection d'une goutte de culture pure de coli bacille dans le bassinet. On ne fait pas de ligature de l'uretère, mais pour favoriser l'infection on malaxe assez fortement le rein entre les doigts. 20 octobre, poids 2 kg. 500 ; 15 novembre, poids 2 kg. 460 ; le 15 décembre, 2 kg. 400 ; le 10 mars, 2 kg. 250.

L'animal est sacrifié le 10 mars ; le rein gauche est tout petit, dur, rétracté, très adhérent. A la coupe on ne reconnaît plus la substance médullaire et corticale, tout le rein est fibreux ; poids 4 gr 25.

Rein droit 7 gr. 50 d'apparence normale à la surface et à la coupe. Pas de pus dans le bassinet, pas de pus dans le tissu rénal.

Autres organes absolument normaux.

Tuberculose. — *Lapin 16.* — 21 décembre, 2 kg. 050 ; ligature de l'uretère gauche par voie lombaire. 13 janvier, 1 kg. 900 ; injection dans le bassinet gauche, au-dessus de la ligature de l'uretère, d'une goutte de culture de bacilles de Koch sur pomme de terre glycérinée diluée dans l'eau bouillie. 2 avril, 2 kg. 500, l'animal est sacrifié. A l'autopsie on trouve un rein gauche énorme, occupant tout le flanc gauche, adhérent à la paroi et aux anses intestinales. Pour extraire cette tumeur, on est obligé de la disséquer aux ciseaux ; elle a une couleur brunâtre et une consistance pâteuse. On l'ouvre, et on trouve à l'intérieur, une énorme quantité de magma crémeux très épais de couleur mastic. Tout le rein est détruit, il ne reste plus qu'une mince coque fibreuse, dont la face interne est recouverte d'un véritable mastic plus épais plus consistant qu'au milieu du rein. La tumeur pèse 215 gr. Au microscope on voit dans ce magma crémeux de très nombreux globules blancs dégénérés et en voie de destruction. Un ensemencement fut fait sur bouillon, un autre sur gélose, un autre sur gélatine ; ils restèrent tous les trois négatifs. Une inoculation intrapéritonéale, chez un cobaye, avec la substance contenue dans cette tumeur, donna au bout de trois semaines des granulations tuberculeuses nettes. Un fragment de la poche examiné au point de vue histologique, fit voir une infiltration leucocytaire considérable, mais ne permit pas de trouver de follicules tuberculeux typiques, ni de cellules géantes ; on sait d'ailleurs, que cette absence du tubercule typique est fréquente dans la tuberculose rénale.

Le rein droit pèse 10 gr., il est d'apparence normale à l'extérieur et à la coupe, se laisse facilement décortiquer et ne présente en aucun point de lésions tuberculeuses visibles. Le foie est gros, pèse 100 gr. et présente à l'extérieur et à la coupe, quelques tubercules miliaires au stade de crudité.

Rate, poumon, péritoine normaux.

L'albuminurie qui était nulle chez cet animal avant l'inoculation, fut décelée sous forme de traces le 20 février ; le 15 mars il y en avait 0,10 par litre, le 1er avril 0,15.

Tuberculose. – *Lapin 17*. — 1er juin, 1 kg. 700 ; découverte du rein gauche par la voie lombaire et injection avec une seringue de Pravaz en quatre points différents, en plein parenchyme, de bacilles de Koch provenant d'une culture sur pomme de terre glycérinée et dilués dans de l'eau bouillie.

Le 12 juin, l'animal est trouvé mort, il pèse 1 kg. 600. A l'autopsie, on trouve dans le péritoine, de l'ascite louche, avec quelques fausses membranes sur le péritoine. Le rein gauche est gros, il pèse 12 gr. ; il est de couleur rouge noirâtre. Il ne présente de lésions tuberculeuses visibles à l'œil nu, qu'en deux points, où l'on voit une petite cavité grosse comme une tête d'épingle et contenant du pus.

Rein droit pèse 7 gr. 50, apparence normale ; pas de tubercules.

Foie congestionné et mou ; autres organes normaux.

Tuberculose. — *Lapin 18*. — 1er juin, 1 kg. 920 ; découverte du rein gauche par la voie lombaire et injection en plein parenchyme en quatre points différents de bacilles de Koch.

Le 28 juillet, l'animal est sacrifié ; il pèse 2 kg. 300. A l'autopsie on trouve un rein gauche volumineux et entouré d'adhérences fibrolipomateuses. Le rein extirpé, on voit à sa surface au niveau des points où avait pénétré l'aiguille, de gros tubercules caséifiés. A la coupe on voit des travées tuberculeuses le long du trajet suivi par l'aiguille dans le parenchyme ; la plupart des tubercules sont gros comme une tête d'épingle et ramollis, le bassinet contient du pus et est épaissi.

Le rein droit pèse 9 gr. ; apparence normale à la surface et à la coupe, décortication facile, pas de tubercules nulle part.

Les autres organes sont normaux et ne présentent aucune part de lésions tuberculeuses.

Tuberculose. — *Lapin 19.* — 1er juin, 1 kg. 900. Découverte du rein gauche par voie lombaire ; injection directe dans le parenchyme en quatre points différents de bacilles de Koch.

13 août, l'animal est sacrifié ; il pèse 2 kg. A l'autopsie, on trouve un rein gauche volumineux, recouvert de tubercules. Il pèse 10 gr. et présente à la coupe de grosses lésions tuberculeuses ramollies disséminées dans tout le rein.

Le rein droit pèse 8 gr. 50, il présente trois petits tubercules sur sa surface externe, et rien à l'intérieur.

Au niveau du péritoine, on trouve des granulations tuberculeuses nombreuses. Sur le foie et la rate on note également la présence de quelques tubercules.

Poumons, cœur et péricarde sains.

Tuberculose. — *Lapin 20.* — 3 juillet, quantité d'urine 160. Urée en 24 h. 1 gr. 80. 4 juillet, quantité d'urine 180. L'animal pèse 2 kg. 400.

Le 5 juillet, l'animal est opéré sans anesthésie. Découverte du rein gauche par voie lombaire, ligature de l'uretère et injection au-dessus d'une goutte de culture de bacilles de Koch dilués dans l'eau.

5 juillet : quantité d'urine	30 cm³. Urée en 24 h.	0.70
6 — —	40	
7 — —	80	
8 — —	85	— 1.20
9 — —	90	
10 — —	100	— 1.40
11 — —	120	
12 — —	100	— 1.40
13 — —	110	
14 — —	130	
15 — —	120	
16 — —	140	— 1.70

17 juillet : quantité d'urine 110 cm³. Urée en 24 h.

18	—	—	150		
19	—	—	170	—	1.50
20	—	—	160		
21	—	—	180		
22	—	—	180		
23	—	—	170	—	1.80
24	—	—	200		
25	—	—	190		
26	—	—	180		
27	—	—	200	—	1.60
28	—	—	220		
29	—	—	220		
30	—	—	230		
1er août		—	210		
2	—	—	230	—	1.50
3	—	—	200		
4	—	—	210		
9	—	—	200		
15	—	—	220	—	1.70
20	—	—	240		
25	—	—	220		
30	—	—	230		
5 septembre		—	210		
10	—	—	240		
15	—	—	220	—	1.60

Le 16 septembre l'animal est sacrifié, le rein gauche est volumineux, pèse 17 gr. et présente une pyonéphrose tuberculeuse typique. A l'extérieur on ne voit pas de tubercules ; à la coupe on trouve un pus fluide ; presque tout le tissu rénal est détruit et ce qui en reste est bourré de granulations.

Rein droit 9 gr. 50 ; apparence normale, décortication facile, pas de tubercules.

Autres organes sains, aucune lésion tuberculeuse.

Le poids de l'animal était le 14 juillet de 2 kg. 500 ; le 24 juillet de 2 kg. 700 ; le 4 août de 2 kg. 700 ; le 25 août de 2 kg. 700, le 15 août de 2 kg. 650.

L'albumine nulle au début apparut sous forme de traces le 19 juillet ; le 24 juillet il y en a 0,10 ; le 29 juillet 0,10 : le 4 août 0,15 ; le 15 août 0,20 ; 25 août 0,20 ; 5 septembre 0,25 ; 15 septembre 0 20.

Tuberculose. — *Lapin 21*. — 3 juillet, l'animal pèse 2 kg. 500,

quantité d'urine 150 cm³, urée en 24 h. 1 gr. 80. 4 juillet quantité
d'urine 160, urée en 24 heures 1.80.

Le 5 juillet, l'animal est opéré sans anesthésie ; découverte du rein
gauche par la voie lombaire. Injection dans l'uretère d'une goutte de
culture de bacilles de Koch dilués dans l'eau. Ligature de l'uretère
au-dessus et au-dessous du point perforé et résection du segment intermédiaire.

5 juillet : quantité d'urine	70. Urée en 24 h. 0.90
6 — —	120 — 1.00
7 — —	130 — 1.40
8 — —	150 — 1.70
9 — —	130 — 1.60
10 — —	160 — 1.80
11 — —	140 — 1.60
12 — —	150 — 1.70
13 — —	150 — 1.80
14 — —	170 — 2.00
15 — —	160 — 1.80
16 — —	160 — 1.40
17 — —	190 — 1.60
18 — —	180 — 1.40
19 — —	210 — 1.60
20 — —	230 — 1.30
21 — —	210 — 1.60
22 — —	220 — 1.70
23 — —	200 — 1.40
24 — —	230 — 1.30
25 — —	240 — 1.50
26 — —	210 — 1.70
27 — —	220 — 1.70
28 — —	210 — 1.50
29 — —	245 — 1.60
30 — —	235 — 1.30
1er août —	260 — 1.40
2 — —	230 — 1.20
3 — —	220 — 1.60
4 — —	230 — 1.40
5 — —	210 — 1.10
6 — —	160 — 1.20
7 — —	170 — 0.80
8 — —	110 — 0.90

Le 9 août l'animal est trouvé mort. A l'autopsie on voit un rein gauche volumineux du poids de 27 gr. adhérent à la paroi et aux anses intestinales. Pas de tubercules à la surface externe, à la coupe le rein apparaît sous la forme d'un vaste abcès tuberculeux ; il ne reste plus qu'une mince couche de tissu rénal fortement infiltré.

Rein droit 9 gr. 10, présente sur sa surface externe 5 petits tubercules crus ; normal à la coupe.

Autres organes normaux et sans lésions tuberculeuses.

Poids de l'animal 14 juillet	. . . . .	2.500
— 24 —		2.700
— 5 août.	. . . . .	2.600
— 9 —	. . . . .	2.500
Albumine. . . 0		au début
— . . . traces		10 juillet
— . . . 0.15		14 —
— . . . 0.20		24 —
— . . . 0.20		4 août
— . . . 0.40		8 —

Tuberculose. — *Lapin 22.* — Poids 2 kg. 700.

3 juillet : quantité d'urine 200. Urée en 24 h. 2.10
4   —   —   170   —   2.20

Le 5 juillet l'animal est opéré sans anesthésie découverte du rein gauche par la voie lombaire, injection dans l'uretère d'une goutte de culture de bacilles de Koch. Ligature de l'uretère au-dessus et au-dessous du point perforé et résection du segment intermédiaire.

5 juillet : quantité d'urine	50.	Urée en 24 h.	0.80
6 —	—	70	—	1.10
7 —	—	80	—	1.20
8 —	—	70	—	1.10
9 —	—	120	—	1.50
10 —	—	120	—	1.70
11 —	—	150	—	1.90
12 —	—	130	—	1.60
13 —	—	140	—	1.60
14 —	—	160	—	1.40
15 —	—	180	—	1.20
16 —	—	150	—	1.70
17 —	—	150	—	1.30

18 juillet : quantité d'urine 160 Urée en 24 h. 1.20
19 — — 140 — 1.00
20 — — 130 — 1.50
21 — — 150 — 1.90
22 — — 170 — 1.80
23 — — 170 — 1.60
24 — — 180 — 1.50
25 — — 200 — 1.70
26 — — 195 — 1.50
27 — — 220 — 1.90
28 — — 210 — 1.70
29 — — 220 — 2.00
30 — — 250 — 1.80
31 — — 230 — 2.20
1ᵉʳ août — 240 — 1.90
2 — — 220 — 1.60
3 — — 230 — 1.80
13 — — 210 — 1.70
23 — — 220 — 1.90
2 septembre — 210 — 1.60
12 — — 220 — 1.70
22 — — 230 — 2.00
3 octobre — 200 — 1.60

Le 8 octobre l'animal est sacrifié, à l'autopsie on trouve un rein gauche pesant 19 gr. et un peu adhérent à la paroi. Pas de tubercules à la surface externe. A l'intérieur on trouve un magma pâteux ressemblant tout à fait à du mastic. Le rein est réduit à une coque fibreuse.

Rein droit 9 grammes. Pas de tubercules extérieurs ni intérieurs. Apparence normale à la coupe.

Autres organes normaux sans lésions tuberculeuses.

Poids de l'animal 14 juillet 2ᵏ700
— 24 — 2.700
— 3 août 2.800
— 23 — 2.700
— 12 septembre. . . 2.800
— 8 octobre. . . . 2.800
Albumine. . . . 0 au début
— . . . . 0.10 24 juillet
— . . . . 0.10 3 août
— . . . . 0.15 13 —

Albumine.	0.25	23 août
—	0.20	2 septembre
—	0.20	12 —
—	0.30	22 —
—	0.30	3 octobre

Tuberculose. — *Lapin 23*. — 10 juin. Poids 2 kg. 600. Injection par la voie lombaire, directement dans l'artère rénale d'une goutte de culture de bacilles de Koch.

1er septembre, poids 2.700. L'animal est sacrifié. A l'autopsie on ne trouve nulle part de lésions tuberculeuses, ni au niveau des reins, ni au niveau du foie, ni au niveau des poumons.

Tuberculose. — *Lapin 24*. — 10 juin, 2 kg. 050. Injection dans l'artère rénale du côté gauche, d'une goutte de culture de bacilles de Koch ; malaxation de ce rein entre les doigts.

15 septembre, poids 2 kg. 100 ; l'animal est sacrifié, le rein gauche pèse 11 grammes, il présente trois cavernes tuberculeuses, dans la substance corticale et plusieurs granulations miliaires. Rein droit 9 grammes d'apparence normale à l'extérieur et à la coupe. Pas de lésions tuberculeuses dans les autres organes.

Néphrectomie. — *Lapin 25*. — Poids 2 kg. 600.

14 juin : quantité d'urine	170.	Urée en 24 h.	1.50
15 —	—	190	—	1.20
16 —	—	150	—	1.30

Le 17 juin l'animal est opéré sans anesthésie ; néphrectomie gauche par voie lombaire, poids du rein enlevé 8 gr.

17 juin : quantité d'urine	70.	Urée en 24 h.	0.30
18 —	—	90	—	0.60
19 —	—	180	—	1.20
20 —	—	200	—	1.70
21 —	—	170	—	1.90
22 —	—	180	—	1.50
23 —	—	150	—	1.10
24 —	—	130	—	1.10
25 —	—	150	—	1.30
26 —	—	120	—	1.00
27 —	—	130	—	1.50
28 —	—	170	—	1.10
29 —	—	160	—	1.30

30 juin : quantité d'urine	150.	Urée en 24 h.	1.10
1er juillet —	140	—	1.30
2 — —	170	—	1.00
3 - —	180	—	1.40
4 — —	160	—	1.20
5 — —	140	—	1.00
6 — —	160	—	1.30
15 septembre —	180	—	1.30
15 décembre —	160	—	1.50
20 février —	150	—	1.70
15 avril —	180	—	1.70
20 juin —	190	—	1.60

Le 20 juin l'animal est sacrifié. On trouve, à l'autopsie, un rein droit, du poids de 13 gr., d'apparence saine à la surface et à la coupe.

Autres organes normaux. Poids de l'animal 3 kg.

Néphrectomie. — *Lapin 26*. — Poids 2 kg. 700.

14 juin : quantité d'urine 190,	Urée en 24 h.	1.50
15 — —	160 —	1.70
16 — —	140 —	1.70

Le 17 juin l'animal est opéré sans anesthésie. Néphrectomie gauche par voie lombaire, le rein enlevé pèse 7 gr. 50.

17 juin : quantité d'urine	70.	Urée en 24 h.	0.50
18 — —	80	—	1.10
19 — —	90	—	1.80
20 — —	180	—	1.90
21 — —	190	—	1.50
22 — —	220	—	1.60
23 — —	230	—	1.50
24 — —	190	—	1.70
25 — —	200	—	1.60
26 — —	170	—	1.90
27 — —	170	—	2.10
28 — —	150	—	2.80
29 — —	180	—	1.60
30 — —	190	—	1.60
1er juil. —	200	—	1.70
2 — —	170	—	1.90
3 — —	190	—	1.50

4 juin : quantité d'urine 150	Urée en 24 h.	1.30
5 —	—	160	—	1.20
6 —	—	210	—	2.20
17 —	—	200	—	1.70
20 septembre	—	190	—	1.50
2 octobre	—	210	—	1.70
4 novembre	—	180	—	1.50
8 janvier	—	150	—	1.70
20 février	—	170	—	1.80
Le poids de l'animal était le 27 juin de	. .	2.500
—	—	6 juillet. . .	2.800
—	—	17 juillet . . .	2.900
—	—	20 septembre .	3.100
—	—	2 octobre . .	3.100
—	—	4 novembre .	3.000
—	—	8 janvier . .	3.200
—	—	20 février. . .	3.100

L'animal est sacrifié le 20 février. A l'autopsie on trouve un rein droit pesant 12 grammes, sain extérieurement et à la coupe.

Néphrectomie. — *Lapin 27.* — 3 novembre, poids 2 kg. 350. Néphrectomie gauche par voie lombaire, le rein enlevé pèse 7 grammes.

10 avril poids 2 kg. 650 ; l'animal est sacrifié, le rein droit pèse 11 gr 75 et est d'apparence normale.

Autres organes sains.

Néphrectomie. — *Lapin 28.* — 3 novembre, 1 kg. 700. Néphrectomie gauche par voie lombaire, le rein enlevé pèse 4 gr. 50.

5 février, poids 2 kg. 250 ; l'animal est sacrifié, le rein droit pèse 9 gr. 50, apparence saine.

Néphrectomie. — *Lapin 29.* — Le 21 décembre, l'animal pèse 2 kg. 390. Néphrectomie gauche par voie lombaire, le rein enlevé pèse 8 gr. 10.

20 janvier. 2 kg. 600, l'animal est sacrifié, le rein droit est d'apparence saine, il pèse 15 gr.

Néphrectomie. — *Lapin 30.* — 21 décembre, poids 2 kg. 770. Néphrectomie gauche par voie lombaire, le rein enlevé pèse 8 gr. 90.

10 janvier, l'animal est sacrifié, poids 2 kg. 900, le rein droit pèse 12 gr. et semble sain.

Néphrectomie. — *Lapin 31.* — 12 janvier, poids 2 kg. 500. Néphrectomie gauche par voie lombaire, le rein enlevé pèse 7 grammes.

27 janvier l'animal est sacrifié, poids 2 kg. 550, le rein droit pèse 9 gr. 10.

Néphrectomie. — *Lapin 32.* — 12 janvier, 2 kg. 200. Néphrectomie gauche par voie lombaire, le rein enlevé pèse 6 gr. 50.

22 janvier l'animal est sacrifié, poids 2 kg. 150, le rein droit pèse 9 gr.

Néphrectomie. — *Lapin 33.* — 12 janvier, poids 2 kg. 800. Néphrectomie gauche par voie lombaire ; le rein enlevé pèse 8 gr.

18 janvier l'animal est sacrifié, poids 2 kg. 650, le rein droit pèse
9 gr. 50.

Néphrectomie. — *Lapin 34.* — 8 février, poids 2 kg. 400. Néphrectomie gauche par voie lombaire, le rein enlevé pèse 7 gr.

11 février l'animal est sacrifié, poids 2 kg. 300 le rein droit pèse 8 gr.

Néphrectomie. — *Lapin 35* — 8 février, 2 kg. 600. Néphrectomie
gauche par voie lombaire, le rein enlevé pèse 7 gr.

10 février l'animal est sacrifié poids 2 kg. 525, le rein droit pèse 8 gr.

Néphrectomie. — *Lapin 36* — 8 février, poids 2 kg. 750. Néphrec-
mie gauche par voie lombaire, le rein enlevé pèse 17,25.

9 février l'animal est sacrifié, poids 2,705, le rein droit pèse 8 gr.

Néphrectomie. — *Lapin 37.* — 20 février, poids 1 300 kg. Néphrectomie gauche par voie lombaire, le rein enlevé pèse 4 gr. 10.

22 mars l'animal pèse		1.380
20 avril		1.550
21 mai	—	1.760
19 juin	—	2.100
24 juillet	—	2.300

L'animal est sacrifié, le rein droit pèse 10 gr. 25.

Néphrectomie. — *Lapin 38.* — 20 février, l'animal pèse 1 kg. 350.
Néphrectomie gauche par voie lombaire, le rein enlevé pèse 4 gr.

22 mars	Poids		1.450
20 avril		—	1.520
21 mai		—	1.800
19 juin		—	2.000
24 juillet.		—	2.250

l'animal est sacrifié, le rein droit pèse 9 gr. 50.

Néphrectomie. — *Lapin 39.* — 20 février. Poids 1280 gr. Néphrectomie gauche par voie lombaire, le rein enlevé pèse 4 gr. 25.

22 mars.	Poids		1.360
20 avril		—	1.500
21 mai		—	1.850
19 juin		—	2.050
24 juillet		—	1.150

L'animal est sacrifié, le rein droit pèse 11 gr.

Maugeais   8.

Néphrectomie. — *Lapin 40*. — 20 février. Poids 1.220. Néphrectomie gauche par voie lombaire, le rein enlevé pèse 4 gr '25

Mort de choc opératoire 15 heures après l'intervention, le rein droit pèse 4 gr. 60.

Lapin 43 (injection d'urine chez un lapin néphrectomisé). — 3 avril. poids 2.550, néphrectomie gauche par voie lombaire, le rein enlevé pèse 7 grammes.

Le 15 mai l'animal pèse 2 kr. 625, il n'a pas d'albumine dans les urines. Injection lente à la vitesse de 5 cm³ à la minute dans la veine marginale de l'oreille, d'une urine normale fraîche et recueillie aseptiquement, la mort survient au bout de 20 minutes, la quantité d'urine injectée est de 107 cm³. A l'autopsie le rein droit pèse 10 gr.

Lapin 44 (témoin). — 15 mai, l'animal pèse 2 kg. 575, injection dans la veine marginale de l'oreille de la même urine que précédemment et à la même vitesse. La mort survient au bout de 28 minutes, la quantité injectée est de 132 cm³. A l'autopsie le rein droit pèse 7 gr. 25, le rein gauche 7,75.

Lapin 45 (injection d'urine d'urémique chez un lapin néphrectomisé). — 3 avril, poids 2 kr. 700, néphrectomie gauche par voie lombaire, le rein enlevé pèse 7 gr. 50.

25 mai l'animal pèse 2 kg. 700. Injection dans la veine marginale de l'oreille à la vitesse de 5 cm³ à la minute d'une urine fraîche d'urémique. La mort survient après 13 minutes, la quantité injectée est de 64 cm³ à l'autopsie, le rein droit pèse 10 gr.

Lapin 46 (témoin). — 25 mai, poids 2 kg. 650, injection de la même urine que précédemment à la même vitesse dans la veine marginale de l'oreille. La mort survient après 18 minutes, la quantité injectée 82 cm³. A l'autopsie le rein droit pèse 7 gr. 50, le gauche 8 gr. 50.

Lapin 47. Injection chez un lapin néphrectomisé d'une urine provenant d'un malade atteint d'un phlegmon très grave à l'avant-bras.

3 avril . . . . poids   2 k. 900

Néphrectomie gauche par voie lombaire, le rein enlevé pèse 8 gr. 25.

2 juin, poids 2.980, injection dans la veine marginale de l'oreille à la vitesse de 5 cm³ à la minute d'une urine provenant d'un malade atteint d'un phlegmon très grave de la main et de l'avant-bras, avec température à 40° ; la mort survient en 7 minutes 1/2. Quantité injectée 40 cm³. A l'autopsie le rein droit pèse 11 gr.

Lapin 48 (témoin). — 2 juin, poids 2 kg. 850. Injection de la même urine, à la même vitesse, mort en 10 minutes, quantité injectée 52 cm³ minutes. A l'autopsie le rein droit pèse 8 gr., le gauche 9 gr.

Cobaye 1 (néphrite unilatérale par ignipuncture). — 12 octobre, poids 400 gr., découverte du rein gauche par voie lombaire, cautérisations multiples avec la pointe fine du thermo-cautère.

28 octobre . . . . Poids   360
15 novembre . . . .   —   400
13 décembre . . . .   —   420

L'animal est sacrifié, le rein gauche est adhérant, sclérosé, il pèse 2 grammes. Le rein droit est d'apparence saine et pèse 2 gr. 75.

Cobaye (néphrite unilatérale par injection de paraffine fondue dans le bassinet) *2*. — 12 octobre, 680 gr. découverte du rein gauche par voie lombaire, injection de paraffine fondue dans le bassinet.

20 octobre. . . . . . . Poids   640 gr.
15 novembre . . . . .   —   660
13 décembre . . . . .   —   690

L'animal est sacrifié, le rein gauche est blanchâtre, dur, pèse 3 gr. Le rein droit est d'apparence normale, il pèse 3 gr. 50.

Cobaye 3 (Néphrite unilatérale) 15 octobre, poids 460 gr.. découverte du rein gauche par voie lombaire, injection en plein parenchyme rénal. de grès pulvérisé en suspension dans l'eau.

20 octobre. . . . . . Poids   440 gr.
15 novembre . . . . .   —   470
13 décembre . . . . .   —   480

L'animal est sacrifié, le rein gauche est dur, scléreux, pèse 2 gr. 20. Le rein droit est sain, pèse 3 gr.

Cobaye 4 (néphrite unilatérale). — 15 octobre, 640 gr., découverte du rein gauche par voie lombaire, congélation de cet organe au moyen d'un jet de chlorure d'éthyle.

20 octobre. . . . . . Poids   600 gr.
15 novembre . . . . .   —   640
13 décembre . . . . .   —   680

L'animal est sacrifié, rein gauche ne paraît pas très malade, on constate cependant à sa surface des petites plaques laiteuses et quelques cicatrices fibreuses, il pèse 3 gr. Rein droit sain 3 gr. 50.

CONCLUSIONS

L'étude des influences réno-rénales, offre un intérêt considérable en chirurgie urinaire, car les affections chirurgicales du rein sont le plus souvent unilatérales, et il est indispensable de savoir si le rein malade influence défavorablement le rein sain, pour porter un diagnostic précis, poser des indications opératoires justes, et faire un pronostic rationnel.

Les rétentions rénales unilatérales aseptiques, ne provoquent pas sur le rein sain, de troubles fonctionnels durables et sérieux, elles ne causent aucune altération anatomique ni histologique, mais produisent seulement une hypertrophie compensatrice constante et marquée. Elles n'altèrent en rien la santé générale, sont bien tolérées par l'organisme, et sont compatibles avec une survie de durée indéfinie.

Les infections rénales unilatérales (hydropyonéphroses, pyonéphroses, pyélonéphrites), retentissent constamment, d'une façon appréciable, sur le rein du côté opposé. L'état de souffrance de l'organe, se traduit par une tendance marquée à la polyurie, par l'abaissement du point cryoscopique des urines, l'apparition de l'albuminurie, une faible réaction à la polyurie expérimentale et à la phlorydzine. L'hypertrophie compensatrice du rein opposé est faible ou nulle. L'état général est toujours altéré dans des proportions notables.

La tuberculose rénale unilatérale, retentit lentement et faiblement, sur le rein du côté opposé. Celui-ci présente en général, un degré appréciable d'hypertrophie compensatrice ; on trouve au microscope, des lésions épithéliales légères mais diffuses, et des lésions vasculaires. La tuberculose rénale a peu de tendance à se généraliser et à envahir l'organe du côté opposé.

Dans la lithiase rénale, expression locale d'une maladie générale, les lésions sont fréquemment doubles, et même dans les cas de calcul d'un seul côté, la glande opposée est constamment atteinte de néphrite lithiasique. Il ne peut pas être question dans ces cas d'influence réno-rénale; par contre, certains cas d'anurie calculeuse, s'expliquent aisément par l'action inhibitrice réflexe d'un rein sur l'autre.

Le cancer du rein, retentit, en général, gravement, sur le rein opposé. On observe fréquemment de l'albuminurie, et même de la cylindrurie, dans l'urine du rein sain ; l'hypertrophie compensatrice est nulle ou minime : à l'examen microscopique, on a noté dans tous les cas observés, des lésions épithéliales, glomérulaires, et parfois interstitielles.

La néphrectomie unilatérale, n'amène pas de troubles de l'état général, ni du rein du côté opposé ; elle produit constamment une hypertrophie compensatrice marquée du rein resté seul. Celui-ci suffit largement à assurer la fonction urinaire ; cependant, un animal néphrectomisé d'un côté, est moins résistant aux intoxications qu'un animal sain.

Seuls les infections et les néoplasmes d'un rein agissent sur la glande du côté opposé, par les produits microbiens ou toxiques mis en circulation. Mais d'une part, ces maladies du rein n'ont pas une action élective et spécifique sur le rein du côté opposé, car elles atteignent et modifient en même temps tous les organes principaux de l'individu, foie, surrénale, cœur, et d'autre part, leur action n'est pas différente de celle des infections ou des néoplasmes d'un autre organe. Il n'y a donc pas à proprement parler d'influences réno-rénales spécifiques, exception faite des cas d'anurie calculeuse pour lesquels, actuellement encore, la meilleure explication est celle d'une action inhibitrice réflexe réno-rénale.

En somme, les deux reins se comportent bien plus comme deux organes isolés et indépendants, que comme deux glandes couplées et étroitement unies l'une à l'autre.

INDEX BIBLIOGRAPHIQUE

1. ALBARRAN. — *Traité de chirurgie de Le Dentu et Delbet*. Articles sur les maladies chirurgicales du rein.
2. LEGUEU. — *Th. Paris*. 1891. Calculs du rein et de l'uretère.
3. GUILLET. — *Th. Paris*. 1888. Tum. malignes du rein.
4. ALBARRAN et IMBERT. — *Les tumeurs du rein*. Paris, 1903.
5. ALBARRAN. — *Exploration des fonctions rénales*. Paris, 1903.
6. PALET — *Th. Lyon*. 1893.
7. ROUSSET. — Cité in. *Leçon d'ouverture d'Albarran*, 14 nov. 1906.
8. THÉOARI. — Etude sur la structure fine de l'épithélium des tubes contournés. *Journal de l'anatomie et de la physiologie*. 1900.
9. LELIÈVRE. — Evolution et fonctionnement de. la cellule rénale. *Th. Paris*. 1907.
10. VIGNON. — *In Arch. de zoologie expérimentale*. 1899.
11. FERRATA. — *Archivio italiano di anat. et embryo*. 1905.
12. ALBARRAN. — Le rein des urinaires. *Th. Paris*. 1889.
13. CASTAIGNE et RATHERY. — Lésions expérimentales du rein. *Arch. de méd. expéri*. 1902.
14. — Néphrites primitivement unilatérales, lésions consécutives de l'autre rein. *Sem. méd*. 1902.
15. — Ligature unilatérale de l'artère, de l'uretère et du pédicule rénal. *Soc. de biologie*. 1901.
16. RATHERY. — Le tube contourné du rein. *Th. Paris*. 1905.
17. CASTAIGNE. — Travaux récents sur la pathologie rénale. *Gaz. des hôp*. 1906.
18. BERTENSOHN. — *Boln. Gaz. Botk*. 1900.
19 NÉFÉDIEFF. — *Ann. de l'Institut Pasteur*. 1901.
20. ASCOLI et FIGARI. — *Berl. med. wochens*. 1902.
21. ANZILOTTI. — *Clin. moderna*. 1903.
22. ALBARRAN et BERNARD. — *Arch. de méd. exp*. 1903.
23. STRAUSS et GERMONT. — *Arch. de phys*. 1882.
24. TUFFIER. — Etude expérimentale et clinique sur les hydronéphroses. *Ann. des org. gén. urin*. 1894.

25. Guyon. — Influence de la tension intra-rénale sur les fonctions du rein. *Ann. des org. gén. urin.* 1892.

26. — *Note à l'académie des sciences,* 29 fév. 1892.

27. Guyon et Albarran. — Phys. path. des rétentions rénales. *Congrès d'urologie.* 1897.

28. Albarran. — Hydronéphroses fermées d'emblée. *Sem. méd.* 1894.

29. Gosset. — Etude sur les pyo-néphroses. *Th. Paris.* 1900.

30. Ramond et Hulot. — Action de la tuberculine vraie sur le rein. *Soc. de biologie.* 1900.

31. Salomon. — Lésions rénales causées par les poisons tuberculeux. *Th. Paris.* 1904.

32. Ebstein et Nicolaier. — *Congrès de Wiesbaden.* 1889.

33. Cuffer et Gastou — Néphrites parcellaires. *Rev. de méd.* 1891.

34. Weir. — *Medical record.* 1894, p 325.

35. Goodhart. — Cité par Pousson in *Trait. chir. des néphrites.* Paris, 1889.

36. Tuffier. — *Chirurgie expérim. du rein.* Paris, 1889.

37. Rokitansky. — *Arch. fur anat. path.* 1857.

38. Vogel. — Anat. Stud. uber Nieren hypert. *Archiv. fur anat. et phys.* T. X.

39. Lancereaux. — *Traité d'anat. path.*

40. Ribbert. — *Archiv. fur anat. path.* T. 88.

41. Tizzoni et Pisenti. — *Archiv. ital. de biologie.* 1883.

42. Podwyssowski. — *Zeiglers Beitrag.* 1887.

43. Eckardt. — *Arch. de Virchov* 1888.

44. Tillmans. — *Berl. klin. woch.* 1879.

45. Podwissowski. — Les lois de la régénération des cellules glandulaires. *Soc. anat.* 1887.

46. Ribbert. — *Der path. Wachstum der Gewebe bei der hypertrophie.* Bonn. 1896.

47. Ziégler. — Ueber die Ursachen der path. Gewebsneubildungen. *Virchow's Festchrift,* t. II. 1891.

48. Bizzozero et Vassale. — *Arch. per la scienze méd.* 1887.

49. Golgi. — Sulla ipertrophia compensatoria dei reni. *Arch. per la scienze méd.* 1883.

50. Carnot et Lelièvre. — Sur l'existence de substances néphropoiétiques. *Arch. de méd. exp.* 1907.

51. — L'hypertrophie compensatrice en chirurgie rénale. *Pr. méd.* 1899.

52. Albarran. — Le rein opposé dans les tub. rénales unilat. *Congrès d'urologie.* 1907.

53. Pousson. — *Traitement chirurgical des néphrites médicales.* Paris, 1904.

54. LAEDERICH. — Action des lésions du rein sur le foie. *Th. Paris,* 1907.

55. DARRÉ. — Action des lésions du rein sur les surrénales. *Th Paris,* 1907.

56. ROGER. — Action du foie sur les poisons. *Th. Paris,* 1887.

57. JOUSSET. — Rein et bacille de Koch. *Arch. de méd. exp* 1904.

58. SOURDILLE. — Etude clinique de la lithiase rénale. *Th. Paris,* 1907.

59. HÉDOUIN. — Des néphrites bilatérales consécutives aux lésions traumatiques d'un seul rein. *Th. Paris,* 1905.

60. GRÉGOIRE. — Traitement du cancer du rein chez l'adulte. *Th. Paris,* 1905.

61. CARNOT. — Régénération d'organes. *Actualités méd* 1899.

62. TUFFIER. — Tub. rén *Monographies cliniques.* 1898.

63. PETTIT et BIERRY. — Etude sur les néphrotoxines. *Soc. biologie.* 1907.

64. GUIHAL. — Le rein des tub. *Gaz. hop.* 1902.

65. BERNARD et SALOMON. — Rétentions rénales exp. *Soc. anat.* 1907.

66. KAPSAMMER. — *Nierendiagnostik und Niernchirurgie.* Wien, 1907.

67. ISRAEL. — Clin. chir. des mal. du rein. Berlin, 1901.

68. MIRABEAU. Tub. rén. *Pr. méd.* 1905.

69. VIGNERON. — Tub. rén. *Th. Paris,* 1892.

70. LAROCHE. — Tub. rén. *Th. Bordeaux.* 1896.

71. TAMAYO. — Lésions rén. non bacillaires des tub. *Soc. anat.* 1902.

72. SCHILLING. — Fonctions rénales après néphrectomie. *Arch. fur exp. Path.* 1904.

73. LINDEMANN. — De la résorption dans le rein. *Ziegler's Beitrag.* 1905.

74. BERNARD. — Lésions rénales provoquées par l'injection de bac. de Koch dans les voies urinaires. *Soc. biologie.* 1905.

75. DONATI. — Ligature des vaisseaux du rein chez le lapin. *Archiv. per le scienze méd.* 1904.

76. FIORI. — Ligature de l'uretère et ses suites. *Soc. méd. chir. de Modène.* 1904.

77. PRENANT. — Action des néphrotoxines sur le rein. *Soc. de biologie,* 1904.

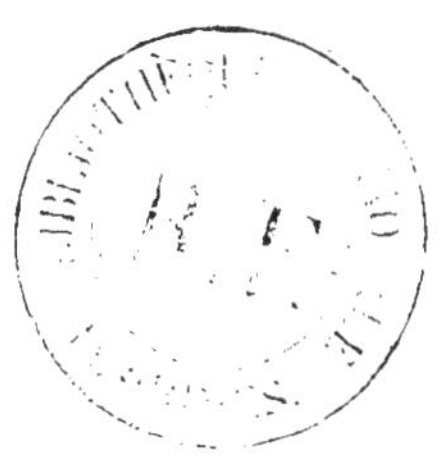

TABLE DES MATIÈRES

IMPRIMERIE SPÉCIALE DE LA LIBRAIRIE G. JACQUES, PARIS